U0325057

实用临床骨科诊疗学

王 键 李栋超 贾延昭 牛海平 主编

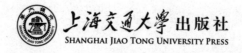

上海交通大学出版社
SHANGHAI JIAO TONG UNIVERSITY PRESS

内容提要

本书注重临床实用，旨在促进骨科治疗与康复的有机结合，全书介绍了骨科的常用检查方法、上肢损伤、骨盆损伤、下肢损伤等内容，重点阐述了临床表现、相关检查、诊断、鉴别诊断、治疗方法、预后等。本书适合各级医院的骨科医师阅读使用。

图书在版编目（CIP）数据

实用临床骨科诊疗学 / 王键等主编. --上海 ： 上海交通大学出版社，2023.10

ISBN 978-7-313-29062-5

Ⅰ．①实… Ⅱ．①王… Ⅲ．①骨疾病－诊疗 Ⅳ．①R68

中国国家版本馆CIP数据核字（2023）第125139号

实用临床骨科诊疗学

SHIYONG LINCHUANG GUKE ZHENLIAOXUE

主　　编：王　键　李栋超　贾延昭　牛海平
出版发行：上海交通大学出版社
邮政编码：200030
印　　制：广东虎彩云印刷有限公司
开　　本：710mm×1000mm　1/16
字　　数：217千字
版　　次：2023年10月第1版
书　　号：ISBN 978-7-313-29062-5
定　　价：198.00元

地　　址：上海市番禺路951号
电　　话：021-64071208
经　　销：全国新华书店
印　　张：12.5
插　　页：2
印　　次：2023年10月第1次印刷

骨科是研究骨骼肌肉系统的解剖、生理与病理,运用药物、手术及物理方法维持和发展这一系统的正常形态与功能。随着社会的进步与发展,骨科伤病谱发生明显的变化,例如,骨关节结核、骨髓炎等疾病明显减少,交通事故引起的创伤明显增多;随着人口的老龄化,老年性骨质疏松引起的骨折、骨科学关节病增多;由于环境因素的影响,骨肿瘤、类风湿性关节炎相应增多等。这就要求骨科研究的重点以及防治重点必须适应这些转变,这也决定了骨科今后的发展方向,既要有精细的分科,同时更强调多学科的合作,而且应该充分利用先进的科学技术成果。做为骨科临床一线医师,只有不断地总结与学习,才能跟上骨科学发展的需要。为此,我们根据各自工作岗位上多年来的临床经验和体会,结合国内外文献资料编写了《实用临床骨科诊疗学》。

本书对骨科常见病、多发病提出诊疗策略,使其掌握如何组织和实施创伤骨科的临床诊断与治疗。本书内容涉及骨科的常用检查方法和骨科常见疾病的诊治,包括上肢损伤、骨盆损伤、下肢损伤和脊柱疾病。本书把重点放在骨创伤、脊柱损伤及关节损伤等方面,从疾病的相关解剖、分类分型、病因病理、流行病学,到疾病的临床表现、诊断与鉴别诊断、辅助检查方法,以及最新的治疗方法及康复等,内容详细丰富。为了进一步提高骨科医务人员诊疗水平,本编委会人员在多年骨科临床经验基础上,将科学的临床思维、渊博的医学知识及丰富的临床经验融汇合一,深入浅出、重点突出,参考诸多书籍资料,认真编写了此书,望谨以此书为广大骨科临床医务人员提供微薄帮助。

本书在编写过程中,借鉴了诸多骨科相关临床书籍与资料文献,在此表示衷心的感谢。由于本编委会人员均身负一线临床工作,故编写时间仓促,难免有错误及不足之处,恳请广大读者见谅,并给予批评指正,以便更好地总结经验,以起到共同进步、提高骨科临床诊治水平的目的。

《实用临床骨科诊疗学》编委会

2023 年 1 月

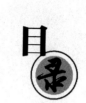

第一章

骨科的常用检查方法

第一节 步态检查

步态是步行的行为特征。步行是人类活动的基础功能,是人类与其他动物区别的关键特征之一。正常步行并不需要思考,然而步行的控制十分复杂,包括中枢命令,身体平衡和协调控制,涉及足、踝、膝、髋、躯干、颈、肩、臂的肌肉和关节协同运动。机体任何环节的失调都可能影响步态,而某些异常也有可能被代偿或掩盖。临床步态分析旨在通过生物力学和运动学手段,揭示步态异常的关键环节和影响因素,从而协助康复评估和治疗,也有助于协助临床诊断、疗效评估、机制研究等。近年来计算机技术的发展促进了步态数据处理和分析能力,极大地推动了步态分析的发展和临床应用。

一、正常步态

(一)基本概念

1.步行的基本功能

从某一地方安全、有效地移动到另一地方。

2.自然步态的要点

(1)合理的步长、步宽、步频。

(2)上身姿势稳定。

(3)最佳能量消耗。

3.自然步态的生物力学因素

(1)具备控制肢体前向运动的肌力或机械能。

(2)可以在足触地时有效地吸收机械能,以减小撞击,并控制身体的前向进程。

(3)支撑相有合理的肌力及髋膝踝角度(重力方向),以及充分的支撑面(足的位置)。

(4)摆动相有足够的推进力、充分的下肢地面廓清和合理的足触地姿势控制。

(二)步态周期

1.支撑相

支撑相指足接触地面和承受重力的时相(图1-1),占步态周期的60%,包括以下3期。

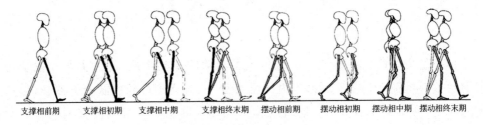

支撑相前期　支撑相初期　支撑相中期　支撑相终末期　摆动相前期　摆动相初期　摆动相中期　摆动相终末期

图1-1　正常步态周期

(1)早期:包括首次触地和承重反应,正常步速时为步态周期的10%~12%。首次触地是指足跟接触地面的瞬间,使下肢前向运动减速,落实足在支撑相的位置。首次触地的正常部位为足跟,参与的肌肉主要包括胫前肌、臀大肌、腘绳肌。首次触地异常是造成支撑相异常的最常见原因之一。承重反应指首次触地之后重心由足跟向全足转移的过程,骨盆运动在此期间趋向稳定,参与的肌肉包括股四头肌、臀中肌、腓肠肌。支撑足首次触地及承重反应期相当于对侧足的减重反应和足离地。由于此时双足均在地面,又称之为双支撑相。双支撑相的时间与步行速度成反比。跑步时双支撑相消失,表现为双足腾空。首次触地时地面反作用力(GRF)一般相当于体重和加速度的综合,正常步速时为体重的120%~140%。步速越快,GRF越高。下肢承重能力降低时可以通过减慢步速,减少肢体首次触地负荷。缓慢步态的GRF等于体重。

(2)中期:支撑足全部着地,对侧足处于摆动相,是唯一单足支撑全部重力的时相,正常步速时为步态周期的38%~40%。主要功能是保持膝关节稳定,控制胫骨前向惯性运动,为下肢向前推进做准备。参与的肌肉主要为腓肠肌和比目鱼肌。下肢承重力小于体重或身体不稳定时此期缩短,则将重心迅速转移到另一足,以保持身体平衡。

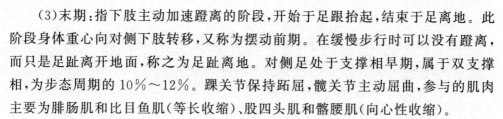

（3）末期：指下肢主动加速蹬离的阶段，开始于足跟抬起，结束于足离地。此阶段身体重心向对侧下肢转移，又称为摆动前期。在缓慢步行时可以没有蹬离，而只是足趾离开地面，称之为足趾离地。对侧足处于支撑相早期，属于双支撑相，为步态周期的 10%～12%。踝关节保持跖屈，髋关节主动屈曲，参与的肌肉主要为腓肠肌和比目鱼肌（等长收缩）、股四头肌和髂腰肌（向心性收缩）。

2.摆动相

足在空中向前摆动的时相，占步态周期的 40%，包括以下 3 期。

（1）早期：主要的动作为足廓清地面和屈髋带动屈膝，加速肢体前向摆动，占步态周期的 13%～15%。参与的肌肉主要为胫前肌、髂腰肌、股四头肌。如果廓清地面障碍（如足下垂），或加速障碍（髂腰肌和股四头肌肌力不足），将影响下肢前向摆动，导致步态异常。

（2）中期：足廓清仍然是主要任务，占步态周期的 10%。参与的肌肉主要为胫前肌，保持踝关节背伸。

（3）末期：主要任务是下肢前向运动减速，准备足着地的姿势，占步态周期的 15%。参与的肌肉包括腘绳肌、臀大肌、胫前肌、股四头肌。步态周期和时相与步行速度关系密切，在分析时必须加以考虑。

（三）运动学和动力学特征

1.运动学特征

（1）人体重心：人体重心位于第 2 骶骨前缘，两髋关节中央。直线运动时该中心是身体上下和左右摆动度最小的部位。从运动学角度，身体重心摆动包括以下方面。①骨盆前后倾斜：摆动侧的髋关节前向速度高于支撑侧的髋关节，造成骨盆前倾。②骨盆左右倾斜：摆动侧骨盆平面低于支撑侧骨盆。③骨盆侧移：支撑相骨盆向支撑腿的方向侧移。④重力中心纵向摆动：重力中心在单足支撑相时最高，在双足支撑相时最低。上下摆动距离一般为 8～10 cm。⑤膝关节支撑相早期屈曲：支撑侧膝关节屈曲 15°。⑥体重转移：支撑侧早期在跖屈肌的作用下体重由足跟转移到全足。⑦膝关节支撑相晚期屈曲：支撑侧膝关节屈曲 30°～40°。

步行时降低身体重心摆动是降低能耗的关键。

（2）廓清机制：廓清指步行摆动相下肢适当离开地面，以保证肢体向前行进，包括摆动相早期-中期髋关节屈曲，摆动相早期膝关节屈曲（60°左右），摆动相中-后期踝关节背屈。骨盆稳定性参与廓清机制。支撑相对廓清机制的影响因素包括支撑中期踝跖屈控制（防止胫骨过分前向行进），中期至末期膝关节伸展和末期足跟抬起（踝跖屈）。

2.动力学特征

步态的动力学特征与步行速度有关。临床步态分析一般采用舒适步行速度,即受试者最舒服和能量使用效率最高的步行方式。其动力学特征如下。

(1)垂直重力:垂直重力呈双峰型,即首次触地时身体 GRF 超过体重,表现为第 1 次高峰;在身体重心越过重力线时,体重向对侧下肢转移,至对侧下肢首次触地并进入承重期时 GRF 降低到最低点;然后由于蹬离的反作用力,GRF 增加,一般与承重期的应力相似;在足离地时压力降低到零,进入摆动相。在下肢承重能力降低时,可以通过减慢步行速度,以减轻关节承重,此时 GRF 的双高峰曲线消失,表现为与体重一致的单峰波形。

(2)剪力:垂直剪力在首次触地时向前,越过重心线时剪力向后,表现为前后反向的尖峰图形。左右(内外)剪力形态相似,但是幅度较小。

(3)力矩:力矩是机体外力与内力作用的综合,是动力学与运动学的结合,受肌肉力量、关节稳定度和运动方向的影响。力矩的特征在康复治疗机制研究方面有较大的价值。

二、步态分析方法

(一)临床分析

临床分析是步态评估的基础。步态实验室的检查结果最终都必须与临床分析结合。

1.临床分析的内容

(1)病史:回顾患者既往的手术、损伤、神经病变等病史对判断步态异常有重要参考价值。例如,脊髓灰质炎(小儿麻痹)后遗症发病后 10～15 年再度出现步态恶化,其原因既可以是小儿麻痹后综合征所造成的神经肌肉功能恶化,也可以是下肢骨关节退行性改变造成的疼痛性步态,脊柱退行性改变或腰椎间盘病变造成脊髓神经压迫也是常见原因。此外,老年性痴呆、下肢血管病变、帕金森综合征、糖尿病足病、痛风等同样可能是潜在的原因,心理功能障碍也可造成异常步态。假肢和矫形器的设计与制作决定了截肢或瘫痪患者的步态特征。

(2)体格检查:体检是研究步态的基础,侧重于神经反射(腱反射、病理反射)、肌力和肌张力、关节活动度、感觉(触觉、痛觉、本体感觉)、压痛、肿胀、皮肤状况(溃疡、颜色)等。

(3)步态观察:注意患者全身姿势,包括动态(步行)和静态(站立)姿势;步态概况,包括步行节律、稳定性、流畅性、对称性、身体重心偏移、手臂摆动、诸关节在步行周期的姿态与角度、患者神态与表情、辅助装置(支具、助行器)的作用等(表1-1)。观察应该包括前面、侧面和后面,注意对称比较,注意疼痛对步态的影响。患者要充分暴露下肢,并可以显示躯干和上肢的基本活动。受试者一般采取自然步态,必要时可以使用助行器。在自然步态观察的基础上,可以要求患者加快步速,减少足接触面(踮足或足跟步行)或步宽(两足沿中线步行),以凸现异常;也可以通过增大接触面或给予支撑(足矫形垫或支具),以改善异常,从而协助评估。

表1-1　步态临床观察要点

步态内容	观察要点		
步行周期	时相是否合理	左、右是否对称	行进是否稳定和流畅
步行节律	节奏是否匀称	速率是否合理	
疼痛	是否干扰步行	部位、性质与程度与步行障碍的关系	发作时间与步行障碍的关系
肩、臂	塌陷或抬高	前后退缩	肩活动度降低
躯干	前屈或侧屈	扭转	摆动过度或不足
骨盆	前、后倾斜	左、右抬高	旋转或扭转
膝关节	摆动相是否可屈曲活动	支撑相是否可伸直	关节是否稳定
踝关节	是否可合理背伸和跖屈	是否下垂、内翻或外翻	关节是否稳定
足	足着地部位是否为足跟	足离地部位是否为足趾	是否稳定
足接触面	足是否可以全部着地	两足之间距离是否合理	是否稳定

(4)诊断性治疗:诊断性神经阻滞(采用利多卡因等局部麻醉剂),有助于鉴别肢体畸形的原因和指导康复治疗。从肌肉动力学角度关节畸形可以分为动态畸形和静态畸形。动态畸形指肌肉痉挛或张力过高导致肌肉控制失平衡,使关节活动受限,诊断性治疗可明显改善功能。静态畸形指骨骼畸形以及关节或肌肉挛缩导致的关节活动受限,诊断性治疗无变化。

2.常见步态障碍的病因和病理基础

步态障碍主要表现为活动障碍、安全性降低和疼痛。异常步态的代偿导致步行能耗增加。障碍的主要原因为神经-肌肉因素和骨关节因素。

(1)骨关节因素:由于运动损伤、骨关节疾病、先天畸形、截肢、手术等造成的躯干、骨盆、髋、膝、踝、足静态畸形和双下肢长度不一致。疼痛和关节松弛等也对步态产生明显影响。

(2)神经-肌肉因素:中枢神经损伤,包括脑卒中、脑外伤、脊髓损伤和疾病、脑瘫、帕金森综合征等造成的痉挛步态、偏瘫步态、剪刀步态、共济失调步态、蹒跚步态等。原发性原因主要是中枢神经对肢体运动调节失控导致肌肉张力失衡和肌肉痉挛;继发性因素包括关节和肌腱挛缩畸形、代偿性步态改变等。外周神经损伤,包括神经丛损伤、神经干损伤、外周神经病变等导致的特定肌肉无力性步态,例如,臀大肌步态、臀中肌步态、股四头肌步态等。原发因素为肌肉失神经支配,肌肉无力或瘫痪;继发因素包括肌肉萎缩、关节和肌腱挛缩畸形、代偿性步态改变;儿童患者可伴有继发性骨骼发育异常,导致步态异常。

3.临床观察的局限性

(1)时间局限:由于步行速度较快,临床上肉眼很难同时观察到瞬间变化的情况,例如,足在摆动相的旋转,足跟着地时的旋转倾斜、髋、膝、踝关节角度变化等。

(2)空间局限:由于人的视觉局限,因此难以对步行运动同时进行多维方向全面观察。

(3)记忆局限:人的记忆能力有限,难以对纵向变化进行客观和全面的对比分析。

(4)思维局限:步态的临床观察主要依赖个人的观察能力和经验,缺乏客观数据,难以进行定量评估,从而在一定程度上影响评估的客观性和准确性。

(二)运动学分析

1.定义

运动学是步行时肢体运动时间和空间变化规律的研究方法,主要包括步行整体时间与空间测定和肢体节段性运动方向测定。

2.时间/空间参数测定

(1)足印法:足印法是步态分析最早期和简易的方法之一。在足底涂上墨汁,在步行通道(一般为4~6 m)铺上白纸。受试者走过白纸,留下足迹,便可以测量距离。也可以在黑色通道上均匀撒上白色粉末,让患者赤足通过通道,留下足迹。步行同时用秒表记录时间。这种方式不需要复杂设备,但是十分耗时,所以实际临床应用很少。从足印法可以获得的参数包括:①步长指一足着地至对侧足着地的平均距离。国内也有称之为步幅(图1-2)。②步长时间指一足着地至对侧足着地的平均时间,相当于支撑相早期和中期。③步频指平均步数(步/分)=60(s)/步长平均时间(s)。由于步长时间两足不同,所以一般取其均值。有人按左右步长单独计算步频,以表示两侧步长的差异。④步幅指一足着地至同一足再次着地的距离(图1-2)。国内也有称之为跨步长。⑤步行周期指平均步幅时间,相当于支撑相与摆动相之和。⑥步速指步行的平均速度(m/s)=步幅/步行周期。⑦步宽也称之为支撑基础,指两脚跟中心点或重力点之间的水平距离,也有采用两足内侧缘或外侧缘之间的最短水平距离。左、右足分别计算。⑧足偏角指足中心线与同侧步行直线之间的夹角。左右足分别计算。

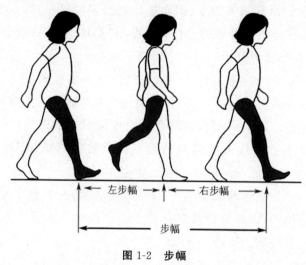

图 1-2　步幅

(2)足开关:足开关是一种微型的电子开关,装置在类似于鞋垫形状的测定板内,分别置放于前脚掌(掌开关)和脚跟(跟开关)。电子开关由足跟触地首先触发跟开关,前脚掌触地时触发掌开关,脚跟离地时关闭跟开关,脚尖离地时关闭掌开关。通过有线或遥控方式将信息发送给主机测定。这种装置十分简单,有一定的临床价值。同时也是其他运动学和动力学研究必不可少的时间定位标志。除了可以迅速获得上述与时间相关的参数外,还可以获得下列参数:①第1双足支撑相跟开关触发至掌开关触发的时间。②单足支撑相跟开关与掌开关同时触发的时间。③第2双支撑相跟开关关闭和掌开关关闭之间的时间。④摆动相掌开关关闭至下次跟开关触发的时间。⑤各时相在步态周期的比例。

(3)电子步态垫:电子步态垫是足印法和足开关的结合,其长度为 3～4 m,有 10 000 个压感电阻均匀分布在垫下。受试者通过该垫时,足底的压力直接被监测,并转换为数字信号,通过计算机分析,可以立即求出上述所有参数,在临床上已经逐渐成为主导方式。电子步态可以制作为类似地毯式样,以携带到现场。

3.节段性运动测定

节段性运动测定是指对步行时特定关节或运动中心的多维动态分析,即步行时关节各方向活动角度的动态变化及其与步行时相之间的关系,从而可以剖析运动障碍的具体环节和部位,以及各环节之间的关系。进行节段性分析必须要能够分解受试者的动作,并同时从多维方向进行观察,因此必须使用必要的仪器。常用的方式有以下几种。

(1)同步摄像分析:最基本的方式是在 4～8 m 的步行通道的周围设置 2～4 台摄像机,同时记录受试者正面、侧面步行的图像,并采用同步慢放的方式,将受试者较快的动作分解为较慢的动作,在同一屏幕显示,从而使检查者可以获得两维图像,进行动作特征分析。

(2)三维数字化分析:通过 2～6 台检测仪(数字化检测仪或高速摄像机)连续获取受试者步行时关节标志物的信号,通过计算机转换为数字信号,分析受试者的三维运动特征。同一标志物被两台检测仪同时获取时,计算机即可进行三维图像重建和分析。其输出结果包括数字化重建的三维步态、各记录关节的屈/伸、内收/外展和内旋/外旋角度变化、速率和时相。

关节标志物分为主动和被动两种:①主动标志物,标志物主动发射红外线信号。②被动标志物,标志物反射检测仪发出红外线信号。关节标志物一般置放于需要观察的关节或重力中心。

(3)关节角度计分析:基本原理是闭链系统的关节角度动态变化可以反映运动特征,并可以重建运动模式。具体方法是采用特制的关节角度计固定于被测关节,记录关节活动时角度计的改变,转换为数字信号后可用计算机重建步态。优点是操作简便,特别是上肢检查十分方便;缺点是难以正确记录旋转和倾斜活动,对于髋关节的活动难以处理。

(三)动力学分析

1.定义

动力学分析是对步行时作用力、反作用力强度、方向和时间的研究方法。牛顿第三定律(作用力=反作用力)是动力学分析的理论基础。

2.测定方法

(1)测力平台:步行时人体的重力和反作用力(GRF)可以通过测力平台记录,并分析力的强度、方向和时间。测力平台一般平行设置在步行通道的中间,可以平行或前后放置,关键是保证连续记录一个步行周期的压力。测力平台测定身体运动时的垂直力和剪力。垂直力是体重施加给测力平台的垂直应力,而剪力是肢体行进时产生的前后/左右方向的力。与运动学参数结合可以分析内力,即肌肉、肌腱、韧带和关节所产生的控制外力的动力,一般以力矩表示。

(2)足测力板:采用超薄测力垫直接插入到受试者鞋内,测定站立或步行时

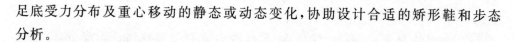

足底受力分布及重心移动的静态或动态变化,协助设计合适的矫形鞋和步态分析。

(四)动态肌电图

1.定义

动态肌电图指在活动状态同步测定多块肌肉电活动,揭示肌肉活动与步态关系的肌肉电生理研究,是临床步态分析必不可少的环节。

2.生理基础

肌肉收缩是步行的基础因素,涉及肌肉收缩的时相和力量。肌肉活动具有步行速度及环境依赖性。参与步行控制的肌肉数量和质量均有很大的冗余或储备力,从而使关节运动与肌肉活动之间出现复杂的关联。步态异常既可以是原发性神经-肌肉功能障碍的结果,也可能由于骨关节功能的障碍,导致继发性肌肉活动异常。因此,动态肌电图对于这些问题的鉴别起关键作用。

3.方法

(1)电极:对于表浅的肌肉一般采用表面电极。对于深部肌肉可以采用植入式线电极,其导线表面有绝缘物质覆盖,导线的两端裸露,一端与检测的肌肉接触,另一端与肌电图仪连接。

(2)部位:表面电极一般置放于接近肌腹,同时与相邻肌肉距离最远的部位(减少干扰)。

(3)肌肉:通常检测的下肢肌肉包括腓肠肌、比目鱼肌、胫前肌、屈趾长肌、屈蹬长肌、屈趾短肌、屈蹬短肌、腓骨长肌、腓骨短肌、伸趾长肌、伸蹬长肌、伸趾短肌、腘绳肌、阔筋膜张肌、缝匠肌、股四头肌、内收肌、臀大肌、臀中肌、髂腰肌、竖躯干肌。

三、病理步态

(一)分类

1.支撑相障碍

下肢支撑相属于闭链运动,足、踝、膝、髋、骨,采用特制超薄的测力垫直接插入到受试者鞋内,测定站立或步行时受试者足底受力分布及重心移动的静态或动态变化,从而有助于理解患者足的应力状态,协助设计合适的矫形鞋和步态分析。盆、躯干、上肢、颈、头均参与步行姿势。闭链系统的任何改变都将引起整个运动系统的改变,例如,足踝病变可以引起头的姿势异常,同样头颈姿势的异常也可以导致整个步态的改变;相对而言,远端承重轴(踝关节)对整体姿态的影响最大。

（1）支撑面异常：足内翻、足外翻、单纯踝内翻和踝内翻伴足内翻、单纯踝外翻和踝外翻伴足外翻、足趾屈曲、踇趾背伸。

（2）肢体不稳：由于肌力障碍或关节畸形导致支撑相踝过分背伸、膝关节屈曲或过伸、膝内翻或外翻、髋关节内收或屈曲，致使肢体不稳。支撑面异常也是肢体不稳的重要诱因。

（3）躯干不稳：一般为髋、膝、踝关节异常导致的代偿性改变。

2.摆动相障碍

摆动相属于开链运动，各关节或肢体可以有相对孤立的姿势改变，但是往往引起对侧处于支撑相的下肢姿态发生代偿性改变；相对而言近端轴（髋关节）的影响最大。

（1）肢体廓清障碍：垂足、膝僵硬、髋关节屈曲受限、髋关节内收受限。

（2）肢体行进障碍：膝僵硬、髋关节屈曲受限或对侧髋关节后伸受限、髋关节内收。

(二)常见异常步态

异常步态可以孤立存在，也可以组合存在，构成复杂的临床现象。下述分类可以作为临床判断的参考。

1.足内翻

最常见的病理姿态，多见于上运动神经元病变患者，常合并足下垂和足趾卷曲。步行时足跟触地部位由正常的足后跟改变为足前外侧部，重力主要由足前外侧缘，特别是第5跖骨基底部承担，常有承重部位疼痛。足内翻通常在支撑相持续存在，导致踝关节不稳，进而影响全身平衡。支撑相早期和中期由于踝背伸障碍，导致胫骨前向移动受限，从而促使支撑相末期膝关节过伸，以代偿胫骨前移不足。由于膝关节过伸，足蹬离力降低，使关节做功显著下降。此外髋关节也可发生代偿性屈曲。足内翻常导致患肢摆动相地面廓清能力降低。步态障碍患者纠正足内翻往往是改善步态的第1要素。与足内翻畸形相关的肌肉包括胫前肌、胫后肌、趾长屈肌、腓肠肌、比目鱼肌、踇长伸肌和腓骨长肌。其中胫前肌、胫后肌、腓肠肌和比目鱼肌过分活跃较常见，踇长伸肌过度活动也有关联。如果难以鉴别胫前肌和胫后肌与足内翻的关系，可以采用胫神经利多卡因诊断性封闭。

2.足外翻

骨骼发育尚未成熟的儿童或年轻患者多见（如脑瘫），表现为步行时足向外侧倾斜，支撑相足内侧触地，可有足趾屈曲畸形。可以导致舟骨部位胼胝生成和足内侧(第 1 跖骨)疼痛,明显影响支撑相负重。步行时身体重心主要落在踝前内侧。踝背屈往往受限,同样影响胫骨前向移动,增加外翻。严重畸形者可导致两腿长度不等,跟距关节疼痛和踝关节不稳。早期支撑相可有膝关节过伸,足蹬离缺乏力量,摆动相踝关节跖屈导致肢体廓清障碍(膝关节和髋关节可产生代偿性屈曲)。动态肌电图可见腓骨长肌、腓骨短肌、趾长屈肌、腓肠肌、比目鱼肌过度活跃或痉挛,胫前肌、胫后肌活动降低或肌力下降。中枢神经损伤患者有时难以鉴别腓骨长短肌的异常,可以做诊断性神经阻滞。

3.足下垂

足下垂指摆动相踝关节背伸不足,常与足内翻或外翻同时存在,可导致廓清障碍。代偿机制包括摆动相增加同侧屈髋、屈膝,下肢划圈行进,躯干向对侧倾斜。常见的病因是胫前肌无活动或活动时相异常。单纯的足下垂主要见于脊髓损伤、儿麻和外周神经损伤。

4.足趾卷曲

支撑相足趾保持屈曲。常见于神经损伤、反射性交感神经营养障碍、长期制动和挛缩。常伴有足下垂和内翻。患者主诉穿鞋时足趾尖和跖趾关节背面疼痛,伴有胼胝生成。患者常缩短患肢步长和支撑时间,导致足推进相力量减少。相关的肌肉包括趾长屈肌、踇长伸肌和屈肌。踝关节背屈时使该畸形加重。动态肌电图常可见趾长屈肌、踇长屈肌活动时间明显延长,腓肠肌和比目鱼肌异常活跃,趾长伸肌活动减弱。

5.踇趾背伸

多见于中枢神经损伤患者。患者步行时(支撑相和摆动相)踇趾均背屈,常伴有足下垂和足内翻。患者主诉支撑相踇趾和足底第 1 跖趾关节处疼痛,在支撑相早期和中期负重困难,因此常缩短受累侧支撑相,使摆动相时间超过支撑相,从而影响支撑相末期或摆动前期的足蹬离力。动态肌电图可显示腓肠肌群过度活跃;摆动相踇长伸肌加强活动,以代偿足下垂,相应地趾长屈肌活动减弱;胫前肌和胫后肌则有可能减弱,但也可以活跃。动态肌电图检查对选择正确的治疗方向有关键的作用。该异常多见于双腿。

6.膝塌陷

小腿三头肌(比目鱼肌为主)无力时,胫骨在支撑相中期和后期前向行进过分,导致踝关节不稳或膝塌陷步态。患者出现膝关节过早屈曲,同时伴有对侧步长缩短,同侧足推进延迟,如果患者采用增加股四头肌收缩的方式避免膝关节过早屈曲,并稳定膝关节,将导致同侧膝关节在支撑相末期屈曲延迟,最终导致伸膝肌过用综合征。患者在不能维持膝关节稳定时,必须使用上肢支持膝关节,以进行代偿。有关的肌肉包括腓肠肌、比目鱼肌和股四头肌。股四头肌肌电活动可延长和过度活跃。

7.膝僵直

膝僵直指支撑相晚期和摆动初期的关节屈曲角度＜40°(正常为60°),同时髋关节屈曲程度及时相均延迟。摆动相膝关节屈曲是由髋关节屈曲带动,髋关节屈曲减少将减少膝关节屈曲度,从而减少其摆动相力矩,结果导致拖足。患者往往在摆动相采用划圈步态、尽量抬髋或对侧下肢蹬足(过早提踵)来代偿。动态肌电图通常显示股直肌、股中间肌、股内肌和股外肌过分活跃,髂腰肌活动降低,有时臀大肌和腘绳肌活动增加。如果同时存在足内翻,将加重膝僵直。膝僵直常见于上运动神经元病变患者,及踝关节跖屈或髋关节屈曲畸形患者。固定膝关节支具和假肢也导致同样的步态。

8.膝过伸

膝过伸很常见,但一般是代偿性改变,多见于支撑相早期。常见的诱因包括:一侧膝关节无力导致对侧代偿膝过伸;跖屈肌痉挛或挛缩导致膝过伸;膝塌陷步态时采用膝过伸代偿;支撑相伸膝肌痉挛;躯干前屈时重力线落在膝关节中心前方,促使膝关节后伸以保持平衡。

9.膝屈曲

膝屈曲较少见,一般为骨关节畸形或病变造成。患者在支撑相和摆动相都保持屈膝姿势。患者在支撑相时必须使用代偿机制以稳定膝关节。由于患者在摆动相末期不能伸膝,致使步长缩短。腘绳肌、股四头肌、腓肠肌、比目鱼肌的动态肌电图常显示腘绳肌内侧头比外侧头活跃,腓肠肌通常过分活跃,特别是在摆动相。动力学研究常可见伸膝受限伴髋关节屈曲增加。

10.髋过屈

髋过屈主要表现为支撑相髋关节屈曲,特别在支撑相中后期。如果畸形为单侧,对侧下肢呈现功能性过长,步长缩短,同时采用抬髋行进或躯干倾斜以代偿摆动相廓清。动态肌电图常见髂腰肌、股直肌、髋内收肌过度活跃,而伸髋肌和棘旁肌减弱。伸髋肌无力可导致躯干不稳,髋关节后伸困难;伸膝肌无力及踝关节跖屈畸形可导致伸髋肌过用综合征,导致伸髋肌无力;髋关节过屈时膝关节常发生继发性屈曲畸形,加重步态障碍。髋关节屈曲及其继发性畸形不仅影响步态,严重时还影响护理、大小便,甚至坐轮椅。因此治疗可以用于不能步行的患者,以改善其生活和护理质量。

11.髋内收过分

髋关节内收过分表现为剪刀步态,最常见于脑瘫和脑外伤患者。患者在摆动相髋关节内收,与对侧下肢交叉,步宽或足支撑面缩小,致使平衡困难,同时影响摆动相地面廓清和肢体前向运动。此外,还影响日常生活活动,如穿衣、做卫生、如厕和性生活。相关的肌肉包括髋内收肌群、髋外展肌群、髂腰肌、耻骨肌、缝匠肌、内侧腘绳肌和臀大肌。内收肌痉挛或过度活动即内收和外展肌群不平衡是主要的原因。

12.髋屈曲不足

屈髋肌无力或伸髋肌痉挛/挛缩可造成髋关节屈曲不足,使肢体在摆动相不能有效地抬高,引起廓清障碍。患者可通过髋关节外旋,采用内收肌收缩来代偿。对侧鞋抬高可以适当代偿。

13.单纯肌无力步态

单纯的外周神经损伤可导致特殊肌肉障碍的步态,主要包括以下方面。

(1)臀大肌步态:臀大肌是主要的伸髋及脊柱稳定肌。在足触地时控制重力中心向前。肌力下降时其作用改由韧带支持及棘旁肌代偿,导致在支撑相早期臀部突然后退,中期腰部前凸,以保持重力线在髋关节之后。腘绳肌可以部分代偿臀大肌,但是在外周神经损伤时,腘绳肌与臀大肌的神经支配往往同时损害。

(2)臀中肌步态:患者在支撑相早期和中期骨盆向患侧下移超过5°,髋关节向患侧凸,患者肩和腰出现代偿性侧凸,以增加骨盆稳定度。患侧下肢功能性相对过长,所以在摆动相膝关节和踝关节屈曲增加,以保证地面廓清。

(3)屈髋肌无力步态:屈髋肌是摆动相主要的加速肌,其肌力降低造成摆动相肢体行进缺乏动力,只有通过躯干在支撑相末期向后,摆动相早期突然向前摆动来进行代偿,患侧步长明显缩短。

(4)股四头肌无力步态:股四头肌是控制膝关节稳定的主要肌肉。在支撑相早期,股四头肌无力使膝关节必须处于过伸位,用臀大肌保持股骨近端位置,用比目鱼肌保持股骨远端位置,从而保持膝关节稳定。膝关节过伸导致躯干前屈,产生额外的膝关节后向力矩。长期处于此状态将极大地增加膝关节韧带和关节囊负荷,导致损伤和疼痛。

(5)踝背屈肌无力步态:在足触地后,由于踝关节不能控制跖屈,所以支撑相早期缩短,迅速进入支撑相中期。严重时患者在摆动相出现足下垂,导致下肢功能性过长,往往以过分屈髋屈膝代偿(上台阶步态),同时支撑相早期由全脚掌或前脚掌先接触地面。

(6)腓肠肌/比目鱼肌无力步态:表现为踝关节背屈控制障碍,支撑相末期延长和下肢推进力降低,导致非受累侧骨盆前向运动延迟,步长缩短,同时患侧膝关节屈曲力矩增加,导致膝关节屈曲和膝塌陷步态。

第二节　脊柱检查

脊柱由 7 个颈椎、12 个胸椎、5 个腰椎、5 个骶椎、4 个尾椎构成。常见的脊柱疾病多发生于颈椎和腰椎。

一、视诊

脊柱居体轴的中央,并有颈、胸、腰段的生理弯曲。先观察脊柱的生理弧度是否正常,检查棘突连线是否在一条直线上。正常人第 7 颈椎棘突最突出。如有异常的前凸、后凸和侧凸则应记明其方向和部位。脊柱侧凸如继发于神经纤维瘤病,则皮肤上常可见到咖啡斑,为该病的诊断依据之一。腰骶部如有丛毛或膨出是脊椎裂的表现。常见的脊柱畸形有角状后凸(结核、肿瘤、骨折等)、圆弧状后凸(强直性脊柱炎、青年圆背等)、侧凸(特发性脊柱侧凸、先天性脊柱侧凸、椎间盘突出症等)。还应观察患者的姿势和步态。腰扭伤或腰椎结核的患者常以双手扶腰行走;腰椎间盘突出症的患者,行走时身体常向前侧方倾斜。

二、触诊

颈椎从枕骨结节向下,第 1 个触及的是第 2 颈椎棘突。颈前屈时第 7 颈椎棘突最明显,故又称隆椎。两肩胛下角连线,通过第 7 胸椎棘突,约平第 8 胸椎椎体。两髂嵴最高点连线通过第 4 腰椎棘突或第 4、5 腰椎椎体间隙,常依此确定胸腰椎位置。棘突上压痛常见于棘上韧带损伤、棘突骨折;棘间韧带压痛常见于棘间韧带损伤;腰背肌压痛常见于腰肌劳损;腰部肌肉痉挛常是腰椎结核、急性腰扭伤及腰椎滑脱等的保护性现象。

三、叩诊

脊柱疾病如结核、肿瘤、炎症,以手指(或握拳)、叩诊锤叩打局部时可出现深部疼痛,而压痛不明显或较轻。这可与浅部韧带损伤进行区别。

四、动诊和量诊

脊柱中立位是身体直立，目视前方。颈段活动范围：前屈后伸均45°，侧屈45°。腰段活动：前屈45°，后伸20°，侧屈30°。腰椎间盘突出症患者，脊柱侧屈及前屈受限；脊椎结核或强直性脊柱炎的患者脊柱的各个方向活动均受限制，失去正常的运动曲线。腰椎管狭窄症的患者主观症状多而客观体征较少，脊柱后伸多受限。

五、特殊检查

（一）Eaton试验

患者坐位，检查者一手将患者头部推向健侧，另一手握住患侧腕部向外下牵引。如出现患肢疼痛、麻木感为阳性。本试验阳性见于颈椎病（图1-3）。

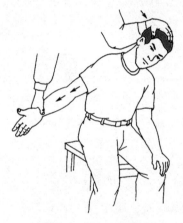

图1-3　Eaton试验

（二）Spurling试验

患者端坐，头后仰并偏向患侧，检查者用手掌在其头顶加压，出现颈痛并向患侧手放射为阳性。颈椎病时，可出现此征（图1-4）。

（三）幼儿脊柱活动检查法

患儿俯卧，检查者双手抓住患儿双踝上提。如有椎旁肌痉挛，则脊柱生理前凸消失，呈板样强直为阳性，常见于脊柱结核患儿（图1-5）。

（四）拾物试验

在地上放一物品，嘱患儿去拾，如骶棘肌有痉挛，患儿拾物时只能屈曲两侧膝、髋关节而不能弯腰，多见于下胸椎及腰椎病变。

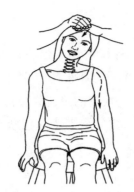

图 1-4　Spurling 试验

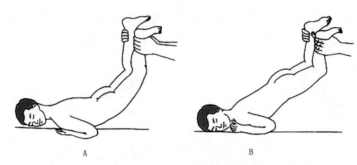

图 1-5　幼儿脊柱活动检查法

A.正常；B.阳性

(五)髋关节过伸试验(Yeoman 试验)

患者俯卧,一手将患侧膝关节屈至 90°,握住踝部,向上提起,使髋过伸,此时必扭动骶髂关节,如有疼痛即为阳性。此试验可同时检查髋关节及骶髂关节的病变(图 1-6)。

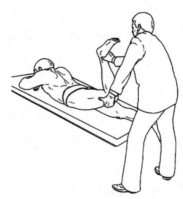

图 1-6　髂关节过伸试验(Yeoman 试验)

(六)骶髂关节扭转试验(Gaenslen 征)

患者仰卧,屈健侧髋、膝,让患者抱住;病侧大腿垂于床缘外。检查者一手压病侧膝,出现骶髂关节疼痛者为阳性,说明腰骶关节有病变(图 1-7)。

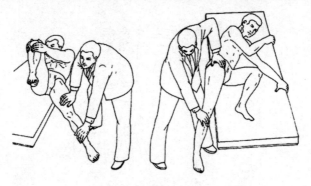

图 1-7 骶髂关节扭转试验(Gaenslen 征)

(七)腰骶关节过伸试验(Naoholos 征)

患者俯卧,检查者的前臂插在患者两大腿的前侧,另一手压住腰部,将患者大腿向上抬。若骶髂关节有病变,即出现疼痛(图 1-8)。

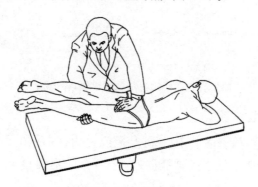

图 1-8 腰骶关节过伸试验(Naoholos 征)

(八)Addison 征

患者坐位,昂首转向患侧,深吸气后屏气,检查者手摸患侧桡动脉。动脉搏动减弱或消失,则为阳性,表示血管受挤压,常见于前斜角肌综合征等(图 1-9)。

(九)直腿抬高试验(Bragard 征)

患者仰卧,检查者一手托患者足跟,另一手保持膝关节伸直,缓慢抬高患肢,如在 60°范围之内即出现坐骨神经的放射痛,称为直腿抬高试验阳性。在直腿抬高试验阳性时,缓慢放低患肢高度,待放射痛消失后,再将踝关节被动背伸,如再度出现放射痛,则称为直腿抬高加强试验(Bragard 征)阳性(图 1-10)。因个体差异,直腿抬高时,疼痛出现的角度可能不同,应与健侧对比,更有意义。

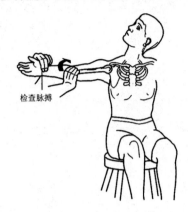

检查脉搏

图 1-9　Addison 征

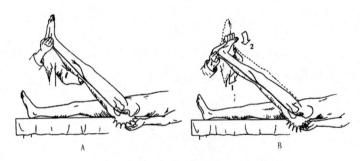

A　　　　　　　　　　B

图 1-10　直腿抬高加强试验(Bragard 征)

(十)股神经牵拉试验

患者俯卧、屈膝,检查者将其小腿上提或尽力屈膝(图 1-11),出现大腿前侧放射性疼痛者为阳性。见于股神经受压,多为 $L_{3\sim4}$ 椎间盘突出症。

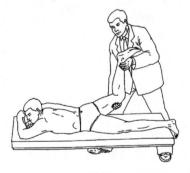

图 1-11　股神经牵拉试验

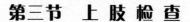

第三节 上 肢 检 查

一、肩部检查

肩关节也称盂肱关节,是全身最灵活的关节。它由肩胛骨的关节盂和肱骨头构成。由于肱骨头大而关节盂浅,因而其既灵活又缺乏稳定性,是肩关节易脱位的原因之一。肩部的运动很少是由肩关节单独进行的,常常是肩关节、肩锁关节、胸锁关节及肩胛骨-胸壁联接均参与的复合运动,因此检查肩部活动时须兼顾各方面。

(一)视诊

肩的正常外形呈圆弧形,两侧对称。三角肌萎缩或肩关节脱位后弧度变平,称为"方肩"。先天性高肩胛患者患侧明显高于健侧。斜方肌瘫痪表现为垂肩,肩胛骨内上角稍升高。前锯肌瘫痪向前平举上肢时表现为翼状肩胛。

(二)触诊

锁骨位置表浅,全长均可触到。喙突尖在锁骨下方肱骨头内侧,与肩峰和肱骨大结节形成肩等边三角称为肩三角。骨折、脱位时此三角有异常改变。

(三)动诊和量诊

检查肩关节活动范围时,须先将肩胛骨下角固定,以鉴别是盂肱关节的单独活动还是包括其他两个关节的广义的肩关节活动。肩关节的运动包括内收、外展、前屈、后伸、内旋和外旋。肩关节中立位为上臂下垂屈肘 90°,前臂指向前。正常活动范围:外展 80°~90°,内收 20°~40°,前屈 70°~90°,后伸 40°,内旋 45°~70°,外旋 45°~60°。

肩外展超过 90°时称为上举(160°~180°),须有肱骨和肩胛骨共同参与才能完成。如为肩周炎,仅外展、外旋明显受限;关节炎则各个方向运动均受限。

(四)特殊检查

1.Dugas 征

正常人将手搭在对侧肩上,肘部能贴近胸壁。肩关节前脱位时肘部内收受限,伤侧的手搭在对侧肩上,肘部则不能贴近胸壁,或肘部贴近胸部时,则手搭不到对侧肩,此为 Dugas 征阳性(图 1-12)。

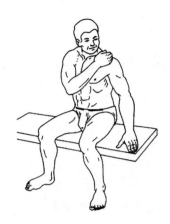

图 1-12　Dugas 征

2.疼痛弧

冈上肌腱有病损时,在肩外展 60°～120°范围内有疼痛,因为在此范围内肌腱与肩峰下面摩擦、撞击,此范围以外则无疼痛。常用于肩周炎的检查判定。

二、肘部检查

肘关节包括肱尺关节、肱桡关节、上尺桡关节 3 个关节。除具有屈伸活动功能外,还有前臂的旋转功能。

(一)视诊

正常肘关节完全伸直时,肱骨内、外上髁和尺骨鹰嘴在一直线上;肘关节完全屈曲时,这 3 个骨突构成一等腰三角形(称肘后三角)。肘关节脱位时,3 点关系发生改变;肱骨髁上骨折时,此 3 点关系不变。前臂充分旋后时,上臂与前臂之间有 10°～15°外翻角,又称提携角。该角度减小时称为肘内翻,增大时称为肘外翻。肘关节伸直时,鹰嘴的桡侧有一小凹陷,为肱桡关节的部位。桡骨头骨折或肘关节肿胀时此凹陷消失,并有压痛。桡骨头脱位在此部位可见到异常骨突,旋转前臂时可触到突出的桡骨头转动。肘关节积液或积血时,患者屈肘从后面观察,可见鹰嘴之上肱三头肌腱的两侧胀满。肿胀严重者,如化脓性或结核性关节炎时,肘关节成梭形。

(二)触诊

肱骨干可在肱二头肌与肱三头肌之间触知。肱骨内、外上髁和尺骨鹰嘴位置表浅容易触知。肘部慢性劳损常见的部位在肱骨内、外上髁处。外上髁处为伸肌总腱的起点,肱骨外上髁炎时,局部明显压痛。

(三)动诊和量诊

肘关节屈伸运动通常以完全伸直为中立位 0°。活动范围:屈曲 135°～150°,伸 0°,可有 5°～10°过伸。肘关节的屈伸活动幅度取决于关节面的角度和周围软组织的制约。在肘关节完全伸直位时,因侧副韧带被拉紧,不可能有侧方运动,如果出现异常的侧方运动,则提示侧副韧带断裂或内、外上髁骨折。

(四)特殊检查

Mills 征:患者肘部伸直,腕部屈曲,将前臂旋前时,肱骨外上髁处疼痛为阳性。常见于肱骨外上髁炎,或称网球肘(图 1-13)。

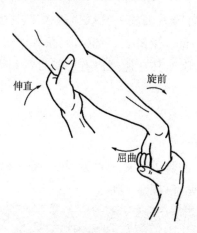

图 1-13　网球肘 Mills 征

三、腕部检查

腕关节是前臂与手之间的移行区,包括桡尺骨远端、腕骨掌骨基底、桡腕关节、腕中关节、腕掌关节及有关的软组织。前臂的肌腱及腱鞘均经过腕部。这些结构被坚实的深筋膜包被,与腕骨保持密切的联系,使腕部保持有力并容许广泛的运动以适应手的多种复杂功能。

(一)视诊

微屈腕时,腕前区有 2～3 条腕前皮肤横纹。用力屈腕时,由于肌腱收缩,掌侧有 3 条明显的纵行皮肤隆起,中央为掌长肌腱,桡侧为桡侧腕屈肌腱,尺侧为尺侧腕屈肌腱。桡侧腕屈肌腱的外侧是扪桡动脉的常用位置,皮下脂肪少的人可见桡动脉搏动。解剖学"鼻烟窝"是腕背侧的明显标志,它由拇长展肌和拇短伸肌腱、拇长伸肌腱围成,其底由舟骨、大多角骨、桡骨茎突和桡侧腕长、短伸肌组成。其深部是舟骨,舟骨骨折时该窝肿胀。腕关节结核和类风湿关节炎表现为全关节肿胀。腕背皮下半球形肿物多为腱鞘囊肿。月骨脱位后腕背或掌侧肿胀,握拳时可见第 3 掌骨头向近侧回缩(正常时较突出)。

(二)触诊

舟骨骨折时,"鼻烟窝"处有压痛。正常时桡骨茎突比尺骨茎突低 1 cm。当桡骨远端骨折时,这种关系有改变。腱鞘囊肿常发生于手腕背部,为圆形、质韧、囊性感明显的肿物。疑有舟骨或月骨病变时,让患者半握拳尺偏,叩击第 3 掌骨头时腕部近中线处疼痛。

(三)动诊和量诊

通常以第 3 掌骨与前臂纵轴成一直线为腕关节中立位 0°。正常活动范围:背屈 35°～60°,掌屈 50°～60°,桡偏 25°～30°,尺偏 30°～40°。腕关节的正常运动对手的活动有重要意义,因而其功能障碍有可能影响到手的功能,利用合掌法容易查出其轻微异常。

(四)特殊检查

1.Finkelstein 试验

患者拇指握于掌心,使腕关节被动尺偏,桡骨茎突处疼痛为阳性。为桡骨茎突狭窄性腱鞘炎的典型体征(图 1-14)。

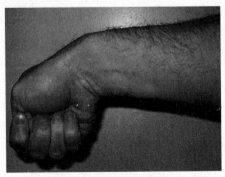

图 1-14 桡骨茎突狭窄性腱鞘炎(Finkelstein 试验)

2.腕关节尺侧挤压试验

腕关节中立位,使之被动向尺侧偏并挤压,下尺桡关节疼痛为阳性。多见于腕三角软骨损伤或尺骨茎突骨折。

四、手部检查

手是人类劳动的器官,它具有复杂而重要的功能,由 5 个掌骨和 14 个指骨组成。拇指具有对掌功能是人类区别于其他哺乳动物的重要特征。

(一)视诊

常见的畸形有并指、多指、巨指(多由脂肪瘤、淋巴瘤、血管瘤引起)等。钮孔畸形见于手指近侧指间关节背面中央腱束断裂;鹅颈畸形是因手内在肌挛缩或作用过强所致;爪形手是前臂肌群缺血性挛缩的结果;梭形指多为结核、内生软骨瘤或指间关节损伤。类风湿关节炎呈双侧多发性掌指、指间和腕关节肿大,晚期掌指关节尺偏。

(二)触诊

指骨、掌骨均可触到。手部瘢痕检查需配合动诊,观察是否与肌腱、神经粘连。

(三)动诊和量诊

手指各关节完全伸直为中立位 0°。活动范围掌指关节屈 60°~90°,伸 0°,过伸 20°;近侧指间关节屈 90°,伸 0°,远侧指间关节屈 60°~90°,伸 0°。手的休息位:是手休息时所处的自然静止的姿势,即腕关节背伸 10°~15°,示指至小指呈半握拳状,拇指部分外展,拇指尖接近示指远侧指间关节。手的功能位:腕背屈 20°~35°,拇指外展、对掌,其他手指略分开,掌指关节及近侧指间关节半屈曲,而远侧指间关节微屈曲,相当于握小球的体位。该体位使手能根据不同需要迅速做出不同的动作,发挥其功能,外伤后的功能位固定即以此为标准。

手指常发生屈肌腱鞘炎,屈伸患指可听到弹响,称为弹响指或扳机指(图 1-15)。

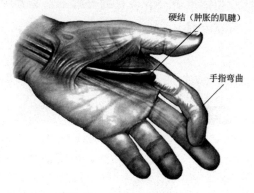

硬结（肿胀的肌腱）

手指弯曲

图 1-15 示指狭窄腱鞘炎

第四节 下 肢 检 查

一、骨盆和髋部检查

髋关节是人体最大、最稳定的关节之一,属典型的球窝关节。它由股骨头、髋臼和股骨颈形成关节,下方与股骨相连。其结构与人体直立所需的负重与行走功能相适应。髋关节远较肩关节稳定,没有强大暴力一般很少脱位。负重和行走是髋关节的主要功能,其中负重功能更重要,保持一个稳定的髋关节是各种矫形手术的原则。由于人类直立行走,髋关节是下肢最易受累的关节。

(一)视诊

应首先注意髋部疾病所致的病理步态,常须行走、站立和卧位结合检查。特殊的步态,骨科医师应明确其机制,这对诊断疾病十分重要。髋关节患慢性感染时,常呈屈曲内收畸形;髋关节后脱位时,常呈屈曲内收内旋畸形;股骨颈及转子间骨折时,伤肢呈外旋畸形。

(二)触诊

先天性髋关节脱位和股骨头缺血性坏死的患者,多有内收肌挛缩,可触及紧张的内收肌。骨折的患者有局部肿胀压痛;髋关节感染性疾病局部多有红肿、发热且有压痛。外伤性脱位的患者可有明显的局部不对称性突出。挤压分离试验对骨盆骨折的诊断具有重要意义。

(三)叩诊

髋部有骨折或炎症,握拳轻叩大转子或在下肢伸直位叩击足跟部时,可引起髋关节疼痛。

(四)动诊

髋关节中立位 0° 为髋膝伸直,髌骨向上。正常活动范围:屈 130°～140°,伸 0°,过伸可达 15°;内收20°～30°,外展 30°～45°;内旋 40°～50°,外旋 30°～40°。除检查活动范围外,还应注意在双腿并拢时能否下蹲,有无弹响。臀肌挛缩症的患者,双膝并拢不能下蹲,活动髋关节时,挛缩的纤维带从大转子部滑过,会出现弹响,常称为弹响髋。

(五)量诊

发生股骨颈骨折、髋脱位、髋关节结核或化脓性关节炎股骨头破坏时,大转子向上移位。测定方法如下(图 1-16)。

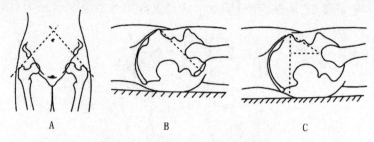

图 1-16 股骨大转子上移测量方法

A.Shoemaker 线;B.Nelaton 线;C.Bryant 三角

(1)Shoemaker 线:正常时,大转子尖与髂前上棘的连线延伸,在脐上与腹中线相交;大转子上移后,该延长线与腹中线相交在脐下。

(2)Nelaton 线:患者侧卧并半屈髋,在髂前上棘和坐骨结节之间画线。正常时此线通过大转子尖。

(3)Bryant 三角:患者仰卧,从髂前上棘垂直向下和向大转子尖各画一线,再从大转子尖向近侧画一水平线,该三线构成一三角形。大转子上移时底边比健侧缩短。

(六)特殊检查

1.滚动试验

患者仰卧位,检查者将一手掌放患者大腿上轻轻使其反复滚动。急性关节炎时可引起疼痛或滚动受限。

2."4"字试验(Patrick 征)

患者仰卧位,健肢伸直,患侧髋与膝屈曲,大腿外展、外旋将小腿置于健侧大腿上,形成一个"4"字,一手固定骨盆,另一手下压患肢,出现疼痛为阳性。见于骶髂关节及髋关节内有病变或内收肌有痉挛的患者。

3.Thomas 征

患者仰卧位,充分屈曲健侧髋膝,并使腰部贴于床面,若患肢自动抬高离开床面或迫使患肢与床面接触则腰部前凸时,称 Thomas 征阳性。见于髋部病变和腰肌挛缩。

4.骨盆挤压分离试验

患者仰卧位,从双侧髂前上棘处对向挤压或向后外分离骨盆,引起骨盆疼痛为阳性。见于骨盆骨折。注意检查时手法要轻柔,以免加重骨折端出血。

5.Trendelenburg 试验

患者背向检查者,健肢屈髋、屈膝上提,用患肢站立,如健侧骨盆及臀褶下降为阳性。多见于臀中、小肌麻痹,髋关节脱位及陈旧性股骨颈骨折等(图 1-17)。

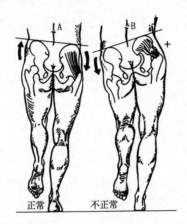

图 1-17　Trendelenburg 征

6.Allis 征

患者仰卧位,屈髋、屈膝,两足平行放于床面,足跟对齐,观察双膝的高度,如一侧膝比另一侧高时,即为阳性。见于髋关节脱位、股骨或胫骨短缩。

7.望远镜试验

患者仰卧位,下肢伸直;检查者一手握住患侧小腿,沿身体纵轴上下推拉,另一手触摸同侧大转子。如出现活塞样滑动感为阳性,多见于儿童先天性髋关节脱位。

二、膝部检查

膝关节是人体最复杂的关节,解剖学上被列为屈戍关节。主要功能为屈伸活动,膝部内外侧韧带、关节囊、半月板和周围的软组织保持其稳定。

(一)视诊

检查时患者首先呈立正姿势站立。正常时,两膝和两踝应能同时并拢互相接触,若两踝能并拢而两膝不能互相接触则为膝内翻,又称"O"形腿。若两膝并拢而两踝不能接触则为膝外翻,又称"X"形腿。膝内、外翻是指远侧肢体的指向。在伸膝位,髌韧带两侧稍凹陷。有关节积液或滑膜增厚时,凹陷消失。比较两侧股四头肌有无萎缩,早期萎缩可见内侧头稍平坦,用软尺测量更为准确。

(二)触诊

触诊的顺序为先检查前侧,如股四头肌、髌骨、髌腱和胫骨结节之间的关系等,然后再俯卧位检查膝后侧,在屈曲位检查腘窝、外侧的股二头肌、内侧的半腱肌半膜肌有无压痛或挛缩。

髌骨前方出现囊性肿物,多为髌前滑囊炎。膝前外侧有囊性肿物,多为半月板囊肿(图 1-18);膝后部的肿物,多为腘窝囊肿。考虑膝关节积血或积液,可行浮髌试验。膝关节表面软组织较少,压痛点的位置往往就是病灶的位置,所以,检查压痛点对定位诊断有很大的帮助。髌骨下缘的平面正是关节间隙,关节间隙的压痛点可以考虑是半月板的损伤处或有骨赘之处。

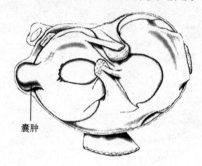

囊肿

图 1-18 半月板囊肿示意

内侧副韧带的压痛点往往不在关节间隙,而在股骨内髁结节处;外侧副韧带的压痛点在腓骨小头上方。髌骨上方的压痛点代表髌上囊的病灶。另外,膝关节的疼痛,要注意检查髋关节,因为髋关节疾病可刺激闭孔神经,引起膝关节牵涉痛。如果膝关节持续性疼痛、进行性加重,可考虑股骨下端和胫骨上端肿瘤的可能性。

(三)动诊和量诊

膝伸直为中立位 0°。正常活动范围:屈 120°~150°,伸 0°,过伸 5°~10°。膝关节伸直时产生疼痛的原因是由于肌肉和韧带紧张,导致关节面的压力加大所致。可考虑为关节面负重部位的病变。如果最大屈曲时有胀痛,可推测是由于股四头肌的紧张,髌上滑囊内的压力增高和肿胀的滑膜被挤压而引起,这是关节内有积液的表现。总之,一般情况下伸直痛是关节面的病变,屈曲痛是膝关节水肿或滑膜炎的表现。

当膝关节处于向外翻的压力下,并做膝关节屈曲动作时,若产生外侧疼痛,则说明股骨外髁和外侧半月板有病变。反之,内翻同时有屈曲疼痛者,病变在股骨内髁或内侧半月板。

(四)特殊检查

1.侧方应力试验

患者仰卧位,将膝关节置于完全伸直位,分别做膝关节的被动外翻和内翻检查,与健侧对比。若超出正常外翻或内翻范围,则为阳性。说明有内侧或外侧副韧带损伤(图 1-19)。

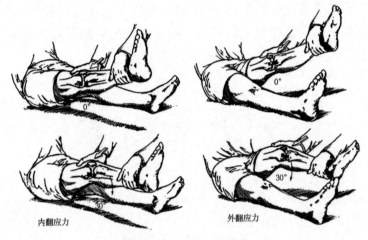

图 1-19 侧方应力试验

2.抽屉试验

患者仰卧屈膝 90°,检查者轻坐在患侧足背上(固定),双手握住小腿上段,向后推,再向前拉。前交叉韧带断裂时,可向前拉 0.5 cm 以上;后交叉韧带断裂者可向后推 0.5 cm 以上。将膝置于屈曲 20°~30°进行 Lachman 试验(图 1-20),则可增加本试验的阳性率,有利于判断前交叉韧带的前内束或后外束损伤(图 1-21)。

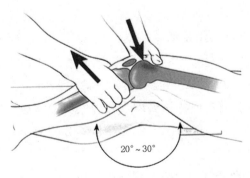

图 1-20 Lachman 试验

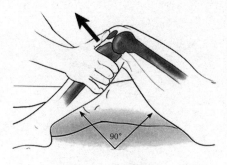

图 1-21　抽屉试验

3.McMurray 试验

患者仰卧位,检查者一手按住患膝,另一手握住踝部,将膝完全屈曲,足踝抵住臀部,然后将小腿极度外展外旋,或内收内旋,在保持这种应力的情况下,逐渐伸直。在伸直过程中,若能听到或感到响声,或出现疼痛为阳性,说明半月板有病变(图 1-22)。

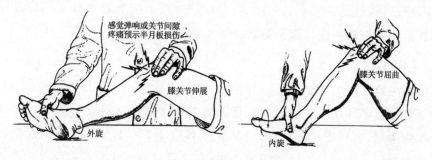

图 1-22　McMurray 试验

4.浮髌试验

患者仰卧位,伸膝,放松股四头肌;检查者的一手放在髌骨近侧,将髌上囊的液体挤向关节腔,同时另一手示指、中指急速下压。若感到髌骨碰击股骨髁部时,为浮髌试验阳性。一般中等量积液时(50 mL),浮髌试验才呈阳性(图 1-23)。

三、踝和足部检查

踝关节属于屈戍关节,其主要功能是负重,运动功能主要限于屈伸,可有部分内外翻运动。与其他负重关节相比,踝关节活动范围小,但更为稳定。其周围多为韧带附着,有数条较强壮肌腱。由于其承担较大负重功能,故扭伤发病率较高。足由骨和关节形成内纵弓、外纵弓及前部的横弓,是维持身体平衡的重要结构。足弓还具有吸收震荡,负重,完成行走、跑跳动作等功能。

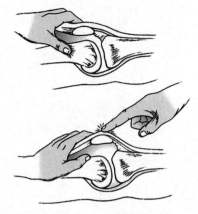

图 1-23　浮髌试验

(一)视诊

观察双足大小和外形是否正常一致。足先天性、后天性畸形很多,常见的有马蹄内翻足、高弓足、平足、踇外翻等。检查足弓、足的负重点及足的宽度时,脚印具有重要意义。外伤时踝及足均有明显肿胀。

(二)触诊

主要注意疼痛的部位、性质,肿物的大小、质地。注意检查足背动脉,以了解足和下肢的血循环状态。一般可在足背第 1、第 2 跖骨之间触及其搏动。足背的软组织较薄,根据压痛点的位置,可估计疼痛位于某一骨骼、关节、肌腱和韧带。然后再根据主动和被动运动所引起的疼痛,就可以推测病变的部位。例如:跟痛症多在足跟跟骨前下方偏内侧,相当于跖腱膜附着于跟骨结节部。踝内翻时踝疼痛,而外翻时没有疼痛,压痛点在外踝,则推断病变在外踝的韧带上。

(三)动诊和量诊

踝关节中立位为小腿与足外缘垂直,正常活动范围:背伸 20°～30°,跖屈 40°～50°。足内、外翻活动主要在胫距关节;内收、外展在距跗和距间关节,范围很小。跖趾关节的中立位为足与地面平行。正常活动范围:背伸 30°～40°,跖屈 30°～40°。

(四)特殊检查

Thompson 试验或腓肠肌挤压试验:正常情况下,挤压腓肠肌肌腹将使跟腱张力增加,使足发生跖屈运动。急性跟腱断裂时,此跖屈运动消失,称为 Thompson 试验或腓肠肌挤压试验阳性。

第五节 四肢血管检查

不论是骨折还是脱位,特别是开放性损伤,应首先注意患肢的血供情况。骨折经整复和外固定后,或矫形手术后,也需要严密观察患肢的血液循环是否正常。

一、望诊检查

(一)皮肤血运不佳

皮肤血运不佳表现为皮肤苍白、指(趾)腹萎陷,见于动脉痉挛、断裂、重度休克等;严重者肢体皮肤发黑,肢体坏死。

(二)静脉回流障碍

皮肤甲床青紫,肢体肿胀,皮肤皮纹消失,严重者(深静脉血栓)皮肤可见水疱,肢体远段浅静脉怒张。

(三)皮肤营养不良

皮肤发亮、菲薄、干燥,皮肤皱纹消失,有皮屑。

二、触诊检查

(一)皮肤温度的检查

体表各部温度不同,自躯干至四肢逐渐降低。手部温度高于足部,拇指温度高于小指。可用手背或手指背侧触测并比较患肢与健肢对称部位的皮肤温度,较为简单,但不够准确;使用半导体皮肤点温计测皮肤温度,较为准确。

检查皮肤温度有助于了解皮肤的血液循环状况。在动脉血供阻断的情况下,患肢末端(手或足趾)的温度显著降低甚至冰凉。

(二)动脉搏动的检查

1.检查方法

(1)肱动脉:在上臂下 1/3,肱二头肌内缘处,把软组织压向肱骨时即能触得其搏动,循此而上可直达腋窝处。

(2)桡动脉:在腕部前方桡骨茎突之内侧。

(3)尺动脉:在腕部前方,尺侧腕屈肌腱之桡侧,相当于桡动脉同一水平。触

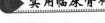
摸时手指需要稍施压力。

(4)指动脉:在指根部两旁。

(5)股动脉:在腹股沟韧带中点之下。

(6)腘动脉:①仰卧触诊法,患者仰卧、膝关节屈曲,检查者一手扶小腿,另一手的四个手指在腘窝深部加压触摸可触得腘动脉的搏动。②俯卧触诊法,患者俯卧,膝关节屈曲,检查者一手扶住踝部,另一手指放在半腱和半膜肌腱的外缘向股骨加压,即可触得腘动脉搏动。

(7)足背动脉:通常在踝前方,内外踝连线之中点与第一、二趾蹼间的连线上,但其位置可以略有变动。

(8)胫后动脉:在内踝后缘与跟腱之间,触摸时如将踝关节放在轻度背伸位,使血管出于比较紧张状态,则搏动更为清楚。

2.临床意义

(1)如局部动脉搏动消失而且局部迅速出现显著肿胀,说明其近心端动脉因受压、痉挛、血栓或栓塞等阻塞或因动脉破裂出血。

(2)如动脉搏动不消失,而局部迅速发生肿胀:除皮下气肿、会阴部尿液外渗等原因外,也可能是动脉的分支破裂、受压或阻塞,或静脉干破裂出血,而动脉主干正常。

(3)如肢体动脉搏动消失,但其近心端某处有一搏动性肿块或震颤感,可能该肿块为动脉瘤。

(4)对骨折脱位患者更应特别注意其肢体远端的动脉搏动。因为动脉可因骨折断端移位、关节脱位、血肿、骨痂形成、外固定等而产生压迫、挫伤、断裂等,应注意鉴别。

(三)静脉检查

1.观察上肢浅静脉法

患者坐位,双上肢自然垂于身旁,正常此时手背静脉可见明显充盈。当上肢伸直并向上抬举至右房水平(成人约在第四肋间,小儿约在第二肋间),则手背静脉开始塌陷;再稍高举,则手背静脉全部萎陷。如手背高于右心房水平时,仍不见萎陷,说明其静脉压较高。此时,再继续缓慢地抬高,直至手背静脉全部萎陷为止,则手背静脉距右心房水平面的垂直高度,即为静脉压升高的大致程度,如手背低于右心房水平,仍不见静脉充盈,说明其静脉压下降。

2.观察下肢浅静脉法

患者平卧,足背静脉与腋中线同一水平时,可见其静脉萎陷,静脉压升高或

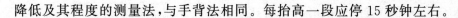

降低及其程度的测量法,与手背法相同。每抬高一段应停15秒钟左右。

三、特殊检查

(一)反应性充血试验

上臂或大腿结扎血压表气囊,先举高患肢数分钟以排控乳头层下静脉丛内血液,再在举高位下使气囊压力超过收缩压从而阻断动脉血流;放平患肢3分钟后迅速解除气囊压力,观察皮色的改变情况。正常在解除气囊压力后立即出现潮红,从气囊的下缘开始起到达手指(或足趾)的时间需10～15秒钟,潮红现象历时10～40秒钟后才从上而下逐渐消退。在动脉器质性改变或痉挛的患者中,潮红现象呈现延迟.扩展缓慢并呈青紫或斑块状,到达手指(足趾)的时间可能需要1～3分钟,潮红消退的时间亦比正常要长很多。若潮红现象出现较晚,且呈弥漫性红色,可能表示大血管闭塞而侧支循环良好。

(二)微循环再充盈试验

选择骨面比较平坦的部位,以指压迫其皮肤,如额部、胸骨表面、指端、趾端、胫骨前内面等处。压迫片刻,使皮肤发白,放手后,微血管内立即再充盈而转红。正常由白转红的时间极快(约2秒钟)。倘若转红时间显著延迟,说明末梢循环障碍,见于休克、肢体局部动脉阻塞等。

(三)静脉充盈时间试验

观察静脉的充盈时间,有助于估计动脉血供的情况。方法如下:举高患肢数分钟,排空浅静脉的血液,然后迅速放下肢体,观察萎瘪静脉的充盈速度。正常足背静脉应在10秒钟内充盈。若充盈时间超过10秒钟,表示动脉血供障碍。此试验在有静脉曲张及静脉瓣闭锁不全的患者中无价值;此试验亦不能鉴别动脉器质性病变与痉挛。

(四)皮肤乳头层下静脉丛充盈时间

充盈时间延长可以由于血管痉挛或血管器质性改变,但采取解除血管痉挛措施后充盈时间若超过4～5秒钟,提示为动脉器质性病变。

(五)小动脉搏动的"毛细血管搏动征"

此种搏动说明其脉压加大,可以玻璃片压口唇的唇红部位、压迫指甲或用手电筒光透照耳垂等方法观察。

(六)血管张力试验

由于上述各种检查方法均不能区分血流减少的原因为动脉器质性病变或痉

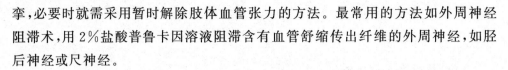

挛,必要时就需采用暂时解除肢体血管张力的方法。最常用的方法如外周神经阻滞术,用2%盐酸普鲁卡因溶液阻滞含有血管舒缩传出纤维的外周神经,如胫后神经或尺神经。

(七)霍曼(Homan)试验

检查者将患肢抬起,作强烈的踝关节被动背伸运动,使小腿后方组织受到牵制。若深静脉因血栓形成而变硬,容易压迫其邻近的神经而产生疼痛。阳性试验还常伴有腓肠肌紧张感或痉挛。

(八)纳霍夫(Neuhof)试验

患者仰卧,膝关节屈曲,足底平放于检查桌,腓肠肌放松,检查者用手指触摸腓肠肌深部,如有增厚、滑润感和触痛即为阳性。

四、血管破裂出血鉴别

(一)静脉破裂出血

呈缓慢的、大量的、持续而均匀的溢血,颜色暗红。压迫静脉远心端可止血。

(二)动脉破裂出血

出血如喷泉,或如涌泉,可呈搏动性或持续性喷射,色鲜红。如患者发绀,血色也可呈暗红色。

1.小动脉破裂出血

小动脉在破裂之后,其管壁的张力立即降低,故开始出血时为喷射状,以后则成持续状涌血,与静脉出血类似,但需压迫动脉的近心端才能止血,又因其为一点状出血点,故与毛细血管出血不同。

2.大动脉破裂出血

颈总动脉、腋动脉、大股动脉破裂出血时,可听见"嘶嘶"声。同时,此动脉营养范围内皮肤因缺血而变苍白,其动脉远端搏动可能消失。

第二章

上肢损伤

第一节 肱骨近端骨折

一、解剖特点

肱骨近端包括肱骨头、小结节、大结节以及外科颈。肱骨头关节面呈半圆形，朝向上、内、后方。在肱骨头关节面边缘与大小结节上方连线之间为解剖颈，骨折少见，但骨折后对肱骨头血运破坏明显，极易发生坏死；大、小结节下方的外科颈，相当于圆形的骨干与两结节交接处，此处骨皮质突然变薄，骨折好发于此处。大结节位于肱骨近端外上后方，为冈上肌、冈下肌和小圆肌提供止点，向下移行为大结节嵴，有胸大肌附着。小结节居前，相当于肱骨头的中心，有肩胛下肌附着，向下移行为小结节嵴，有背阔肌及大圆肌附着。结节间沟内有肱二头肌长头腱经过。

二、损伤机制

肱骨近端骨折多为间接暴力所致。对于老年患者，与骨质疏松有一定关系，轻或中度暴力即可造成骨折。常见于在站立位摔伤，即患肢外展时身体向患侧摔倒，患肢远端着地，暴力向上传导，导致肱骨近端骨折。对于年轻患者，其受伤暴力较大，多为直接暴力。

大结节骨折时，在冈上肌、冈下肌和小圆肌的牵拉下向后上方移位；小结节骨折时，在肩胛下肌的牵拉下向内侧移位。外科颈骨折时三角肌牵拉使骨折端短缩移位，胸大肌使远折端向内侧移位。

三、骨折分类

(一)骨折分类法的发展

肱骨近端骨折的分类不但能充分区别和体现肱骨近端骨折的特点，并能对临床治疗有指导意义。1986 年,Koher 根据骨折线的位置进行了骨折的解剖分类,分为解剖颈、结节部和外科颈,但没有考虑骨折的移位,对临床治疗的意义不大。Watson-Jones 根据受伤机制将肱骨近端骨折分为内收型和外展型,有向前成角的肱骨近端骨折,肩内旋时表现为外展型,而肩外旋时表现为内收型损伤。所以临床诊断有时会引起混乱。1934 年,Codman 描述了肱骨近端的 4 个解剖部分,即以骺线为基础,将肱骨近端分为肱骨头、大结节、小结节和干骺端四个部分。1970 年 Neer 发展 Codman 理念,基于肱骨近端的四个解剖部分,将骨折分为一、二、三、四部分骨折。4 个解剖部分之间,如骨折块分离超过 1 cm 或两骨折块成角大于 45°,均称为移位骨折。如果两部分之间发生移位,即称为两部分骨折;三个部分之间或四个部分之间发生骨折移位,分别称为三部分或四部分骨折(图 2-1)。任何达不到此标准的骨折,即使粉碎性骨折也被称为一部分骨折。Neer 分类法对临床骨折有指导意义,所以至今广为使用。肱骨近端骨折除 Neer 分类法外,AO 分类法在临床应用也较多。

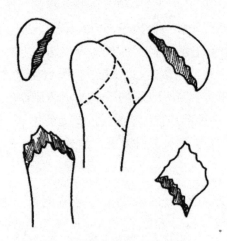

图 2-1　肱骨近端四个解剖结构

(二)Neer 分类

Neer(1970)在 Codman 的四部分骨块分类基础上提出的 Neer 分类(图 2-2)包括因不同创伤机制引起的骨折的解剖位置、移位程度、不同骨折类型的肱骨血运的影响及因为不同肌肉的牵拉而造成的骨折的移位方向,对临床治疗方法的选择提供可靠的参考。

Neer 分类法骨折移位的标准为:相邻骨折块彼此移位大于 1 cm 或成角大于 45°。

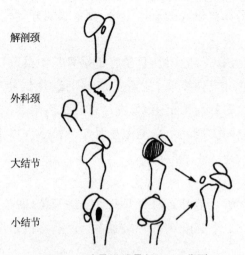

解剖颈

外科颈

大结节

小结节

图 2-2　肱骨近端骨折 Neer 分型

1.一部分骨折(包括无移位和轻度移位骨折)

轻度移位骨折是指未达到骨折分类标准的骨折,无移位和轻度移位骨折占肱骨近端骨折的 85％ 左右,又常见于 60 岁以上老年人。骨折块因有软组织相连,骨折稳定,常采用非手术治疗,前臂三角巾悬吊或石膏托悬吊治疗即可。

2.二部分骨折

二部分骨折指肱骨近端四部分中,某一部分移位,临床常见外科颈骨折和大结节撕脱骨折,为二部分骨折。小结节撕脱或单纯解剖颈骨折少见。

(1)大结节骨折:多种暴力可引起大结节骨折,如肩猛烈外展、直接暴力和肩关节脱位等。骨折后,主要由于冈上肌的牵拉可出现大结节向上、向后移位,骨折后往往合并肩袖肌腱或肩袖间隙的纵向撕裂。大结节撕脱骨折可以被认为是特殊类型的肩袖撕裂。

(2)外科颈骨折:发生于肱骨干骺端、大结节与小结节基底部。多见,占肩部骨折的 11％,外科颈骨折由于远端胸大肌和近端肩袖牵拉而向前成角。临床根据移位情况而分为内收型和外展型骨折。

(3)解剖颈骨折:单纯解剖颈骨折临床少见,此种骨折由于肱骨头血运破坏,造成骨折愈合困难、肱骨头坏死率高的特点。

(4)小结节骨折:单纯小结节骨折少见,多数与外科颈骨折同时发生。

3.三部分骨折

三个主要结构骨折和移位,常见为外科颈骨折合并大结节骨折并移位,肱骨头可因肩胛下肌的牵引而有内旋移位。CT 扫描及三维成像时可清楚显示。三部分骨折时,肱骨头仍保留较好的血运供给,故主张切开复位内固定。

4.四部分骨折

四个解剖部位均有骨折和移位,是肱骨近端骨折中最严重的一种,约占肱骨近端骨折的 3%,软组织损伤严重,肱骨头的解剖颈骨折使肱骨头血供系统破坏,肱骨头坏死率高。若行内固定手术,应尽可能保留附着的软组织结构。四部分骨折因内固定手术后并发症多,功能恢复缓慢,对 60 岁以上老年人,人工肱骨头置换是手术适应证。

5.骨折脱位

在严重暴力时,肱骨近端骨折可合并肱骨头的脱位,脱位方向依暴力性质和方向而定,可出现前后上下甚至胸腔内的脱位,临床二部分骨折合并脱位常见,如大结节骨折并脱位。

6.肱骨头劈裂骨折

严重暴力时,除引起肱骨近端骨折、移位和肱骨头脱位外,还可造成肱骨头骨折或肩盂关节面的塌陷。肱骨头关节面塌陷骨折如达到或超过关节面的40%,应考虑人工肱骨头置换;肱骨头劈裂伴肩盂关节面塌陷时,应考虑盂肱关节置换术。

(三)AO 分类法

A 型骨折是关节外的一处骨折。肱骨头血循环正常,因此不会发生头缺血坏死。B 型骨折是更为严重的关节外骨折。骨折发生在两处,波及肱骨上端的三个部分。一部分骨折线可延及到关节内。肱骨头血循环部分受到影响,有一定的肱骨头缺血坏死发生率。B_2 型骨折是干骺端骨折无嵌插,骨折不稳定,难以复位,常需手术复位内固定。C 型骨折是关节内骨折,波及肱骨解剖颈,肱骨头血液供应常受损伤,易造成肱骨头缺血坏死。

AO 分类较复杂,临床使用显得烦琐,但分类法包括了骨折的位置和移位的方向,还注重了骨折块的形态结构,同时各亚型间有相互比较和参照,对临床治疗更有指导意义。而 Neer 分类法容易操作,但同一类型骨折中缺少进一步的分类。对同一骨折不同的影像照片,不同医师的诊断会有不同的结果。

四、临床表现及诊断

肩部的直接暴力和肱骨的传导暴力均可造成肱骨近端骨折,骨折患者肩部疼痛明显,主、被动活动均受限,肩部肿胀、压痛、活动上肢时有骨擦感。患肢紧贴胸壁,需用健手托住肘部,且怕别人接触伤部。诊断时还需注意有无病理性骨折的存在。肱骨近端骨折可能合并肩关节脱位,此时局部症状很明显,肩部损伤后,由于关节内积血和积液,压力增高,可能会造成盂肱关节半脱位,待消肿后半脱位能自行恢复。单纯肱骨近端骨折并发神经、血管损伤的机会较少,如并发肩关节脱位,在检查时应注意有无合并神经血管损伤。

骨折的确诊和准确分型依赖于影像学检查,而影像学检查的质量直接影响对骨折的判断。虽然投照中骨折患者伤肢摆放位置上不方便,会增加痛苦,但应尽可能帮助患者将伤肢摆放在标准体位上。肱骨近端骨折检查通常采用创伤系列投照方法。包括肩胛骨标准前后位,肩胛骨标准侧位及腋位等体位。通过三种体位投照,可以从不同角度显示骨折移位情况。

肩胛骨平面与胸廓的冠状面之间有一夹角,通常肩胛骨向前倾斜35°～40°,因此盂肱关节面既不在冠状面,也不在矢状面上。通常的肩关节正位片实际是盂肱关节的轻度斜位片,肱骨头与肩盂有一定的重叠,不利于对骨折线的观察,拍摄肩胛骨标准正位片,需把患侧肩胛骨平面贴向胶片盒,对侧肩向前旋转40°,X线球管垂直于胶片(图2-3)。正位片上颈干角平均为143°,是垂直于解剖颈的轴线与平行肱骨干纵轴轴线的交角,此角随肱骨外旋而减少,随内旋而增大,可有30°的变化范围。肩胛骨侧位片也称肩胛骨切线位或Y形位片。所拍得的照片影像类似英文大写字母Y(图2-4)。其垂直一竖是肩胛体的切线位投影,上方两个分叉分别为喙突和肩峰的投影,三者相交处为肩盂所在,影像片上如果肱骨头没有与肩盂重叠,需考虑肩关节脱位的可能性。腋位X线片上能确定盂肱关节的前后脱位,为确定肱骨近端骨折的前后移位及成角畸形,提供诊断依据(图2-5)。

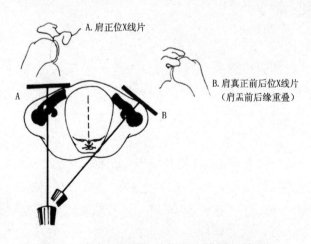

图 2-3　肩真正前后位 X 线片拍摄法及其投影

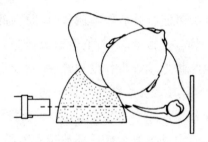

图 2-4　肩真正侧位 X 线片拍摄法

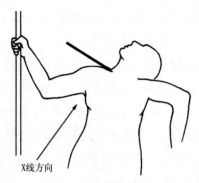

X线方向

图 2-5　标准腋位投照

对新鲜创伤患者,由于疼痛往往难于获得满意的各种照相,此时 CT 扫描及三维重建具有很大的帮助,通过 CT 扫描可以了解肱骨近端各骨性结构的形态,骨块移位及旋转的大小及游离移位骨块的直径。CT 扫描三维重建更能提供肱骨近端骨折的立体形态,为诊断提供可靠的依据。MRI 对急性损伤后骨折及软组织损伤程度的判断帮助不大。

五、治疗

肱骨近端骨折的治疗效果直接影响肩关节的功能,治疗原则是争取骨折早期解剖复位,保留肱骨头血运,合理可靠的骨折固定,早期功能锻炼,减少关节僵硬和肱骨头坏死的发生。肩关节是全身活动最大的关节,关节一定程度的僵硬或畸形愈合,由于代偿的功能,一般不会造成明显的关节功能障碍。治疗骨折方法的选择需综合考虑骨折类型、骨质量条件、患者的年龄、功能要求和自身的医疗条件。肱骨近端骨折中有 80%～85% 为轻度移位骨折,Neer 分型中为一部分骨折,常采取保守治疗;二部分骨折中,部分外科颈骨折可以保守治疗,大结节骨折明显移位者尽可能行手术复位,以免骨折愈合后,引起肩峰下撞击和影响肩袖功能。而三、四部分骨折中只要情况允许,应尽可能行手术治疗。对肩关节脱位

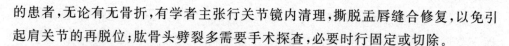

的患者,无论有无骨折,有学者主张行关节镜内清理,撕脱盂唇缝合修复,以免引起肩关节的再脱位;肱骨头劈裂多需要手术探查,必要时行固定或切除。

(一)一部分骨折

肱骨近端虽有骨折线,但骨折块的移位和成角均不明显。骨折的软组织合页均有保留,肱骨头的血运也保持良好。骨折相对比较稳定,一般不需再闭合复位或切开复位,尽可能采取非手术治疗。通过制动维持骨折稳定,减少局部疼痛和骨折再移位的可能,早期功能锻炼,一般可以取得较为满意的治疗效果。

常用颈腕吊带或三角巾悬吊,可把患肢固定于胸前,肘关节90°屈曲位,腋窝垫一棉垫,保护皮肤,如上肢未与胸壁固定,患者仰卧休息时避免肘部支撑。固定3周左右即可开始做上臂摆动和小角度的上举锻炼,定期照X线片观察是否有继发性的移位,4周后可以练习爬墙,3个月后可以部分持重。

(二)二部分骨折

1.外科颈骨折

原则上首选闭合复位,克氏针固定或用外固定治疗。闭合复位需在麻醉下进行。全麻效果好,肌间沟麻醉不完全。肌肉松弛有利于操作,复位操作手法应轻柔,复位前认真阅片和分析暴力机制,根据受伤机制及骨折移位方向,按一定的手法程度复位,切忌粗暴盲目地反复复位。这样不但难以成功,反而增加损伤,复位时尽可能以X线透视辅助。骨折断端间成角大于45°时,不论有无嵌插均应矫正,外科颈骨折侧位片上多有向前成角畸形,正位有内收畸形。整复时,先行牵引以松开断端间的嵌插,然后前屈和轻度外展骨干,以矫正成角畸形,整复时牵引力不要过大,避免骨折端间的嵌插完全解脱,以免影响骨折间的稳定。复位后三角巾悬吊固定或石膏托固定。

骨折端间完全移位的骨折,近骨折块因大、小结节完整,旋转肌力平衡,因此肱骨头没有旋转移位。远骨折端因胸大肌的牵拉向前,故有内侧移位,整复时上臂向远侧牵引,当骨折近端达到同一水平时,轻度内收上臂以中和胸大肌牵拉的力量,同时逐渐屈曲上臂,以使骨折复位,正位片呈轻度外展关系。整复时助手需在腋部行反牵引,并以手指固定近骨折块,同时帮助推挤骨折远端配合术者进行复位,复位后适当活动肩关节,可以感觉到骨折的稳定性,如果稳定,可用三角巾悬吊或石膏固定。如果骨折复位后不稳定,可行经皮克氏针固定。克氏针固定一般需3根克氏针。自三角肌点处向肱骨头打入两枚克氏针,再从大结节向内下干骺端打入第3枚克氏针。克氏针需在透视下打入,注意不要损伤内侧的旋肱血管。旋转上臂观察克氏针位置满意、固定牢固,再处理克氏针尾端,可以埋于皮下,也可留在皮外,三角巾悬吊,早期锻炼,6周左右拔除克氏针。

如骨折端有软组织嵌入,影响骨折的复位,二头肌长头腱卡于骨折块之间是常见的原因。此时需采取切开复位内固定治疗。手术操作应减少软组织的剥离,可以依据具体情况选择松质骨螺钉、克氏针、细线缝合固定或以钢板螺钉固定。

总之,外科颈骨折时,不管移位及粉碎程度如何,断端间血运比较丰富,只要复位比较满意,内、外固定适当,骨折基本能按时愈合。

2.大结节骨折

移位大于1 cm的结节骨折,由于肩袖的牵拉,骨块常向上方移位,此时会产生肩峰下撞击和卡压,影响肩关节上举活动,且肩袖肌肉松弛、肌力减弱,往往需切开复位内固定。

肩关节前脱位合并大结节撕脱骨折。一般先行复位肱骨头,然后观察大结节的复位情况,如无明显移位可用三角巾悬吊,如有移位>1 cm,则手术切开内固定为宜。现有学者主张肱骨头脱位时,应当修复损伤的盂唇和关节囊,以免关节脱位复发。

3.解剖颈骨折

单纯解剖颈骨折少见。由于骨折时肱骨头血运遭到破坏,因此肱骨头易发生缺血性坏死,对于年轻患者,如有肱骨头移位建议早期行切开复位内固定。术中操作应力求减少软组织的剥离,减少进一步损伤肱骨头的血运。尤其是肱骨头的边缘,如有干骺端骨质相连或软组织连接时,肱骨头有可能由后内侧动脉得到部分供血而免于坏死,内固定方式可用简单的克氏针张力带固定,也可用螺钉或可吸收钉固定。

4.小结节骨折

单独小结节骨折极少见,常合并肩关节后脱位。骨块较小不影响肩关节内旋时,可行悬吊保守治疗。如骨块较大,且有明显移位时,会影响肩关节的内旋,则应切开复位螺丝钉内固定术。

（三）三部分骨折

三部分骨折中常见类型是外科颈骨折合并大结节骨折,由于损伤严重,骨折块数量较多,手法复位常难以成功,原则上需手术切开复位;三部分同时骨折时由于肱骨头血运常受到破坏,肱骨头坏死有一定的发生率,有报道为3%～25%不等。手术治疗的目的是将移位骨折复位,重新建立血供系统,尽量减少软组织剥离,可用钢丝克氏针张力带固定,临床也常用解剖型钢板螺钉内固定,这样可以早期功能锻炼。对有骨质疏松的老年患者,临床使用 AO 的 LCP 系统锁定型钢板取得了较好的效果,对骨缺损患者可以同时植骨,但对骨质疏松非常严重,估计内固定可能失败的患者,可一期行人工肱骨头置换术。

(四)四部分骨折

四部分骨折常发生于老年人,骨质疏松患者。比三部分骨折有更高的肱骨头坏死发生率,有报道高达 13％～34％,目前一般均行人工肱骨头置换术。对有些患者,由于各种原因,不能行人工肱骨头置换术,也可切开复位,克氏针张力带内固定术,基本能保证骨折愈合,但关节功能较差,肩关节评分不高。这些患者对无痛的肩关节也很满足。但年轻患者,四部分骨折,一般主张切开复位内固定术。

(五)骨折合并脱位

1.二部分骨折合并脱位

此类以大结节骨折最常见,此时应先急诊复位,复位后大结节骨折往往达到同时复位,如大结节仍有明显移位,则应切开复位内固定。

肱骨头脱位合并解剖颈骨折时,此时肱骨头血管破坏严重,宜考虑行人工肱骨头置换术。肱骨头脱位合并外科颈骨折时,可先试行闭合复位脱位的肱骨头,然后再行外科颈骨折复位。如闭合复位不能成功,则需手术切开复位,同时复位和固定骨折的外科颈。

2.三部分骨折脱位

一般均需切开复位肱骨头及移位的骨折,选择克氏针、钢板螺钉均可,尽可能减少软组织的剥离。

3.四部分骨折脱位

由于肱骨头解剖颈骨折失去血循环,应首先考虑人工肱骨置换术。手术复位肱骨头时,应常规探查关节囊及盂唇,应缝合修补因脱位引起的盂唇撕裂,可用锚钉或直接用丝线缝合,防止肱骨头再次脱位。

(1)肱骨头压缩骨折:肱骨头压缩骨折一般是关节脱位的合并损伤,肱骨头压缩面积小于 20％的新鲜损伤,可进行保守治疗;后脱位常发生较大面积的骨折,如肱骨头压缩面积达 20％～45％时,可造成肩关节不稳定,引起复发性肩关节脱位,需将肩胛下肌及小结节移位于骨缺损处,以螺钉固定;压缩面积大于40％时,需行人工肱骨头置换术。

（2）肱骨头劈裂骨折或粉碎性骨折：临床不多见，此种骨折因肱骨头关节面破坏，血运破坏严重，加之关节面内固定困难，所以一般需行人工肱骨头置换术。年轻患者尽可能行切开复位内固定，尽可能保留肱骨头。

第二节　肱骨干骨折

一、解剖特点

自胸大肌附着处上缘至肱骨髁上为肱骨骨干。近端肱骨干横断面呈圆周形，远端在前后径上呈狭窄状。内、外侧肌间隔将上臂分成前间隔和后间隔。前间隔包括肱二头肌、喙肱肌和肱肌。肱动、静脉及正中神经、肌皮神经及尺神经沿肱二头肌内侧走行。后间隔包含肱三头肌和桡神经。桡神经穿过肱三头肌在后方骨干中段走行于桡神经沟内，在臂中下 1/3 处穿过外侧肌间隔至臂前侧，骨折移位时易受到损伤。

二、损伤机制

（一）直接暴力

直接暴力是造成肱骨干骨折的常见原因，如打击伤、机械挤压伤、火器伤等，可呈横断骨折、粉碎性骨折或开放性骨折。

（二）间接暴力

如摔倒时手或肘部着地，由于身体多伴有旋转或因附着肌肉的不对称收缩，发生斜形或螺旋形骨折。

（三）旋转暴力

以军事或体育训练的投掷骨折，以及掰手腕所引起的骨折最为典型，多发生于肱骨干的中下 1/3 处，主要由于肌肉突然收缩，引起肱骨轴向受力，导致螺旋形骨折。

由于肱骨干上的肌肉作用，骨折后常呈典型的畸形。当骨折线在胸大肌止点近端时，由于肩袖的作用，骨折近端呈外展和内旋畸形，远端由于胸大肌的作用向内侧移位；当骨折线位于胸大肌以远、三角肌止点以近时，骨折远端由于三角肌的牵拉向外侧移位，近端则由于胸大肌、背阔肌及大圆肌的牵拉作用向内侧移位;当骨折线位于三角肌止点以远时,骨折近端外展、屈曲,远端则向近端移位。

三、骨折的分类

与其他骨折的分类一样,肱骨干骨折可依据不同的分类因素构成多种分类方式。根据骨折是否与外环境相通,可分为开放和闭合性骨折;因骨折部位不同,可分为三角肌止点以上及三角肌止点以下骨折;由于骨折程度不同,可分为完全骨折和不完全骨折;根据骨折线的方向和特性又可分为纵、横、斜、螺旋、多段和粉碎性骨折;根据骨的内在因素是否存在异常而分为正常和病理骨折等。

四、肱骨干骨折的临床症状和体征

与其他骨折一样,肱骨干骨折后可出现疼痛、肿胀、局部压疼、畸形、反常活动及骨擦音等,骨科医师不应为证实骨折的存在而刻意检查骨擦音,以免增加伤者的痛苦和桡神经损伤。对于不完全或无移位的骨折,单凭临床体检很难判断,所以对可疑骨折的患者必须拍 X 线片。拍片范围包括肱骨的两端、肩关节和肘关节。对于高度怀疑有骨折的患者,即使在急诊拍片时未能发现骨折也不要轻易下无骨折的结论,可用石膏托暂时固定 2 周后再拍片复查,若有不全的裂纹骨折此时因骨折线的吸收而显现出来。若骨折合并桡神经损伤,可出现垂腕、手部掌指关节不能伸直、拇指不能伸展和手背虎口区感觉减退或消失。肱骨干骨折的患者应当常规检查患肢远端血运的情况,包括对比两侧桡动脉搏动、甲床充盈、皮肤温度等,必要时可行血管造影,以确定有无肱动脉损伤。

五、治疗方法

近几十年来,骨折固定技术有了极大的提高,治疗手段远比过去丰富,在具体实施何种治疗方案时必须考虑如下因素:骨折的类型和水平、骨折的移位程度,患者的年龄、全身健康情况、与医师的配合能力、合并伤的情况,患者的职业及对治疗的要求等此外,经治医师还应考虑本身所具备的客观设备条件,掌握各种操作技术的水平、经验等。经过全面分析比较后再确定一最佳治疗方案。根本原则是:有利于骨折尽早愈合,有利于患肢的功能恢复,尽可能减少并发症。

(一)闭合治疗

近几十年来的骨科著作中,均强调对绝大多数的肱骨干骨折可经非手术治疗而痊愈,国外的文献报道中其成功的比例甚至可高达 94% 以上。但在临床实际工作中能否达到如此高的比例仍值得商榷。此外,现代的就医人群已对骨科医师提出了更高的要求,即不仅要获得良好的最终治疗结果,而且希望治疗过程中尽量减少痛苦,在骨折愈合期间有相对高的生活质量,甚至仍能够从事一些工作。那种令患者在石膏加外展架上苦撑苦熬数个月,夜间无法平卧的传统治疗方式很难为多数患者所接受。依现代的治疗观点,闭合治疗的适应证应结合患者的具体情况认真审视后而定。

1.适应证

可供参考的适应证如下。

(1)移位不明显的简单骨折(AO 分类:A_1、A_2、A_3)。

(2)有移位的中、下 1/3 骨折(AO 分类:A_1、A_2、A_3 或 B_1、B_2)经手法整复可以达到功能复位标准的。

2.闭合治疗的复位标准

肱骨属非负重骨,轻度的畸形愈合可由肩胛骨代偿,其复位标准在四肢长骨中最低,其功能复位的标准:2 cm 以内的短缩、1/3 以内的侧方移位、20°以内的向前、30°以内的外翻成角以及 15°以内的旋转畸形。

3.常用的闭合治疗方法

(1)悬垂石膏:应用悬垂石膏法治疗肱骨干骨折已有半个多世纪的历史,目前在国内外仍有相当多的骨科医师在继续沿用。此法比较适合于有移位并伴有短缩的骨折或者斜形、螺旋形的骨折。悬垂石膏应具有适当的重量,避免过重或过轻,其上缘至少应超过骨折断端 2.5 cm 以上,下缘可达腕部,屈肘 90°,前臂中立位,在腕部有三个固定调整环。在石膏固定期间,前臂需始终维持下垂,以便提供一向下的牵引力。患者夜间不宜平卧,而采取坐睡或半卧位(这是使用悬垂石膏的不便之处)。吊带需可靠地固定在腕部石膏固定环上,向内成角畸形可通过将吊带移至掌侧调整,反之向外成角则通过背侧的固定环调整。后成角和前成角,可利用吊带的长短来调整,后成角时加长吊带,而前成角则缩短吊带。使用悬垂石膏治疗应经常复查拍 X 线片,开始时为1~2周,以后可改为 2~3 周或更长的间隔时间。石膏固定期间应注意功能锻炼,如握拳、肩关节活动等,减少石膏固定引起的不良反应。对某些患者,如肥胖或女性,可在内侧加一衬垫,以免由于过多的皮下组织或乳房造成的成角畸形。当骨折的短缩已经克服、骨折已达到纤维性连接时,可更换为 U 形石膏。

悬垂石膏曾成功地治愈过许多患者,但也不乏骨折不愈合或延迟愈合的例子。故治疗期间应注意密切观察,若固定超过 3 个月仍无骨折愈合迹象,已出现失用性骨质疏松时,应考虑改用其他方法,如切开复位内固定加自体植骨,不要一味地坚持下去,以避免最后因严重的失用性骨质疏松导致连内固定的条件都不具备,丧失有利的治疗时机,对中老年患者更应注意这点。

(2)U形或O形石膏:多用于稳定的中下1/3骨折复位后,或应用其他方法治疗肱骨干骨折后的继续固定手段。所谓U形即石膏绷带由腋窝处开始,向下绕过肘部,再向上至三头肌以上。若石膏绷带再延长一些,使两端在肩部重叠则成为O形石膏。U形石膏有利于肩、腕和手部的关节功能锻炼(图2-6),而O形石膏的固定稳定性更好一些。

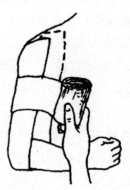

图2-6 U形石膏

(3)小夹板固定:对内外成角不大者,可采用二点直接加压方法(利用纸垫);对侧方移位较多,成角显著者,常可用三点纸垫挤压原理,以使骨折达到复位。不同水平的骨折需用不同类型的小夹板,如上1/3骨折用超肩关节小夹板,中1/3骨折用单纯上臂小夹板,而下1/3骨折需用超肘关节小夹板固定。其中尤以中1/3骨折的固定效果最为理想(图2-7)。

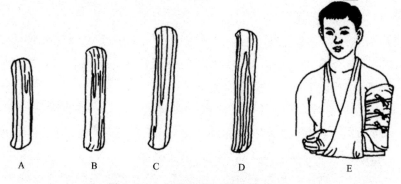

图2-7 小夹板固定治疗肱骨干骨折

A.内侧小夹板;B.前侧小夹板;C.后侧小夹板;D.外侧小夹板;E.小夹板固定后的外形

利用小夹板治疗肱骨干骨折时,经治医师需密切随诊,观察病情的变化,根据肢体肿胀的程度随时调整夹板的松紧度,避免因固定不当而引起并发症,同时鼓励患者在固定期间积极锻炼患肢功能。

(4)其他治疗方法:采用肩人字石膏、外展架加牵引或鹰嘴骨牵引等治疗肱骨干骨,但多数情况下已经较少使用。

(二)手术治疗

如果能够正确掌握手术指征并配合以高质量手术操作,绝大多数的肱骨干骨折可以正常愈合。同时可以减少因长期石膏或小夹板等外固定带来的邻近关节僵硬、肌肉萎缩和失用性骨质疏松等不利影响,甚至可在在固定期间从事某些非负重性工作,治疗期的生活质量相对较高。不利的方面是:所花费用较多,需二次手术取出内固定物,手术本身具有一定的风险等。

1.手术治疗的适应证

(1)绝对适应证:①保守治疗无法达到或维持功能复位的;②合并其他部位损伤,如同侧前臂骨折、肘关节骨折、肩关节骨折,伤肢需早期活动的;③多段骨折或粉碎性骨折(AO 分型:B_3、C_1、C_2、C_3);④骨折不愈合;⑤合并有肱动脉、桡神经损伤需行探查手术的;⑥合并有其他系统特殊疾病而无法坚持保守治疗的,如严重的帕金森病;⑦经过 2~3 个月保守治疗已出现骨折延迟愈合现象,开始有失用性骨质疏松的(如继续坚持保守治疗,严重的失用性骨质疏松可导致失去切开复位内固定治疗的机会);⑧病理性骨折。

(2)相对适应证:①从事某些职业对肢体外形有特殊要求,不接受功能复位而需要解剖复位的;②因工作或学习需要,不能坚持较长时间的石膏、夹板或支具牵引固定的。

2.手术治疗的方法

(1)拉力螺丝钉固定:单纯的拉力螺钉固定只能够用于长螺旋形骨折,而且术后常需要外固定保护一段时间,优点是骨折段软组织剥离较少,骨折断端的血运影响小,正确使用可缩短骨折愈合时间。

(2)接骨钢板固定:尽管带锁髓内钉的使用趋于增多,但现阶段接骨钢板仍在较广的范围内继续应用,缘于其操作简单,易于掌握,无须 C 形臂 X 线透视机等较高档辅助设备。钢板应有足够长度,螺钉孔数目不得少于 6 孔,最好选用较宽的 4.5 mm 动力加压钢板(DCP 或 LC-DCP),远近骨折段至少各由 3 枚螺钉固定,以获得足够的固定强度。对于短斜形骨折尽量使用 1 枚跨越骨折线的拉力螺钉,而粉碎性骨折最好同时植入自体松质骨(图 2-8)。AO 推荐的手术入路是后侧切口,将钢板置于肱骨干的后侧,而且在骨折愈合后不再取出。但国内多数骨科医师愿意采用上臂前外侧入路,将钢板放置在骨干的前外侧,在骨折愈合后取出内固定物也相对比较容易。

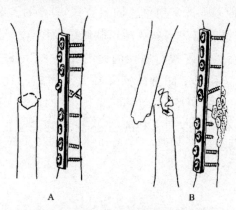

图 2-8　肱骨干骨折钢板螺钉内固定

A.横形骨折的固定方法;B.如为粉碎性骨折应Ⅰ期自体松质骨植骨

(3)带锁髓内针固定:随着带锁髓内针的普及应用,以往的 Rush 针或 V 形针、矩形针已较少使用。使用带锁髓内针的优点是:软组织剥离少,术后可以适当负重,用于粉碎性骨折时其优点更为突出。由于是带锁髓内针,其尾端部分基本与肱骨大结节在同一平面,对肩关节功能影响不大(近期可能有一定影响)。使用时刻采用顺行或逆行穿针方法,与股骨或胫骨不同的是,其近端锁钉一般不穿过对侧皮质(避免损伤腋神经),而远端锁钉最好采用前后方向(避免损伤桡神经)(图 2-9)。

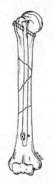

图 2-9　髓内针治疗肱骨干骨折(顺行穿针)

(4)外固定架固定:从严格意义上讲,外固定架固定是一种介于内固定和传统外固定之间的一种固定方式,其有创、有固定针进入组织内穿过两侧皮质,必要时可切开直视下复位。优点是：创伤小，固定相对可靠，愈合周期比较短，不需二次手术取出内固定物，对邻近关节干扰小。缺点是：针道可能发生感染，尽管其固定物已经比其他外固定方式轻便了许多，但仍有不便，用于中上 1/3 骨折时可能影响肩关节活动。肱骨干骨折多用单边固定方式，有多种比较成熟的外固定架可供选择，治疗成功的关键在于患者熟练地正确使用，而不在于外固定架本身。

（5）Ender 针固定：采用多根可屈件的髓内针——Ender 针固定，现国内少数医院的医师仍在应用。利用不同方向插针和三点固定原理，可较好地控制骨折端的旋转，成角。操作比较简单，既可顺行也可逆行打入。术前需要准备比较齐全的规格、型号，包括不同长度和直径的Ender针。切忌强行打入，否则可造成骨质劈裂和髓内针穿出髓腔。

第三节 肱骨髁上骨折

肱骨髁上骨折又名肱骨下端骨折，系指肱骨远端内外髁上方的骨折，以儿童（5～8 岁）最常见。据统计约占儿童全身骨折的 26.7%，肘部损伤的 72%。

与肱骨干相比较，髁上部处于骨疏松与骨致密交界处，后有鹰嘴窝，前有冠状窝，两窝间仅有一层极薄的骨片，承受载荷的能力较差。因此，不如肱骨干坚固，是易于发生骨折的解剖学基础。肱骨内、外两髁稍前屈，并与肱骨干纵轴形成向前 30°～50°的前倾角，骨折移位可使此角发生改变（图 2-10）。肱骨滑车关节面略低于肱骨小头关节面，前臂伸直、完全旋后时，上臂与前臂纵轴呈 10°～15°外翻的携带角，骨折移位可使携带角改变而成肘内翻或肘外翻畸形（图 2-11）。

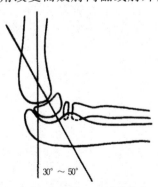

图 2-10 肱骨下端的前倾角

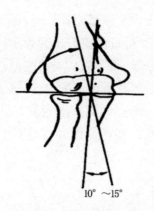

图 2-11 肱骨下端的携带角

肱动、静脉和正中神经从上臂的下段内侧逐渐转向肘窝部前侧,由肱二头肌腱膜下通过而进入前臂。桡神经通过肘窝前外方并分成深、浅两支进入前臂,深支与肱骨外髁部较接近。尺神经紧贴肱骨内上髁后方的尺神经沟进入前臂。肱骨髁上部为接近骨松质的部位,血液供应较丰富,骨折多能按期愈合(图 2-12)。

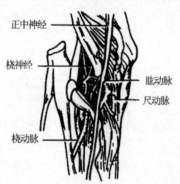

图 2-12 肘窝部的神经和血管

一、病因、病机

肱骨髁上骨折多由于间接暴力所致。根据受伤机制不同,肱骨髁上骨折可分为伸直型和屈曲型两种。

(一)伸直型

此型骨折约占 95%,受伤机制为跌倒时手部着地,同时肘关节过伸及前臂旋前,地面的反作用力经前臂传导至肱骨下端,致肱骨髁上部骨折。骨折线方向由后上方至前下方斜行经过。骨折的近侧端向前移位,远侧端向后移位(图 2-13),并可表现为尺偏移位,或桡偏移位,或旋转移位。尺偏移位为骨折远段向后、内方向移位。暴力作用除造成伸直型骨折外,还同时使两骨折端的内侧产生一定的压缩,或形成碎骨片,骨折近段的内侧有骨膜剥离。此类骨折内移和内翻的倾斜性大,易发生肘内翻畸形(图 2-14)。桡偏移位为骨折远端向后、外侧方移位,患肢除受上述暴力作用而致伸直型骨折外,还造成两骨折断端的外侧部分产生一定程度的压缩,骨折近段端的外侧骨膜剥离(图 2-15)。伸直型肱骨髁上骨折移位严重者,骨折近侧端常损伤肱前肌并容易对正中神经和肱动脉造成压迫和损伤。

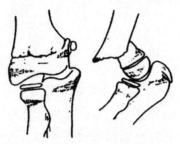

图 2-13　肱骨髁上骨折伸直型

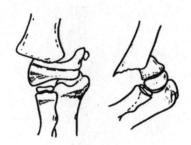

图 2-14　肱骨髁上伸直尺偏型骨折

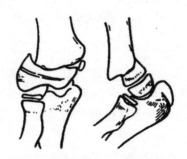

图 2-15　肱骨髁上伸直桡偏型骨折

(二)屈曲型

此型骨折约占 5%,受伤机制系跌倒时肘关节处于屈曲位,肘后着地,外力自下向上,尺骨鹰嘴由后向前撞击肱骨髁部,使之髁上部骨折。骨折线自前上方斜向后下方,骨折远侧段向前移位,近侧段向后移位(图2-16)。骨折远端还同时向内侧或外侧移位而形成尺偏型骨折或桡偏型骨折。

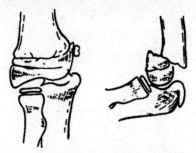

图2-16　肱骨髁上屈曲型骨折

若上述暴力较小,可发生青枝骨折或移位不大的裂纹骨折,或呈轻度伸直型、屈曲型骨折。

二、诊断

伤后肘部组织弥漫性肿胀,肱骨干骺端明显压痛,或有异常活动,患肢抬举与肘关节活动因痛受限。偶见肘前皮肤有局限性紫斑。尺偏型骨折或桡偏型骨折可造成肘内翻或肘外翻畸形。骨折移位大时可使神经血管挫伤或受压,伸直型骨折容易挫伤桡神经与正中神经,屈曲型骨折易损伤尺神经。

损伤严重患者延误治疗或处理不当可出现前臂缺血症状,表现为肢痛难忍、桡动脉搏动消失、皮肤苍白、感觉异常和肌肉无力或瘫痪,即所谓“5P”征。手指伸直引起剧烈疼痛为前臂屈肌缺血早期症状,很有参考价值,但若神经缺血同时存在则此征可为阴性。急性前臂屈肌缺血常因患肢严重创伤出血,或外固定包扎过紧使筋膜间室压力升高而致组织微循环障碍所致,又称筋膜间室综合征。

肱骨髁上骨折一般通过临床检查多能作出初步诊断,肘部正侧位X线检查有利于了解骨折类型和移位情况。裂纹骨折有时需照斜位片才能看清楚骨折线,如果两骨折端不等宽或有侧方移位而两侧错位的距离不等,则说明骨折远端有旋转移位。

有移位的肱骨髁上骨折,特别是低位伸直型肱骨髁上骨折,骨折远端向后上方移位,肘后突起,前臂相对变短,畸形类似肘关节后脱位,二者需鉴别(表2-1)。

表 2-1　伸直型肱骨髁上骨折与肘关节后脱位的鉴别

鉴别要点	伸直型肱骨髁上骨折	肘关节后脱位
肿胀	严重	较轻
肘后三角	关系正常	关系紊乱
弹性固定	无	有
触诊	肘窝可触及不平的近折端	可触及光滑的肱骨下端
瘀斑及水疱	有	无
疼痛	严重	轻

三、治疗

肱骨髁上骨折的复位要求较高,必须获得正确的复位。儿童的塑形能力虽然较强,但肱骨髁上骨折的侧方移位和旋转移位不能完全依靠塑形来纠正,故侧方移位和旋转移位必须矫正。若骨折远端旋前或旋后,应首先矫正旋转移位。尺偏型骨折容易后遗肘内翻畸形,多由尺偏移位或尺侧骨皮质遭受挤压而产生塌陷嵌插,或内旋移位未获矫正所致。因此,复位时应特别注意矫正尺偏移位,尺侧倾斜嵌插,以及内旋移位,矫正尺偏移位时甚至宁可有轻度桡偏,不可有尺偏,同时使远折端呈外旋位,以防止发生肘内翻。不同类型的骨折可按下列方法进行治疗。

(一)整复固定方法

1.手法整复夹板固定

无移位的青枝骨折、裂纹骨折或有轻度前后成角移位而无侧方移位的骨折,不必整复,可选用超肘关节夹板固定 2～3 周即可;对新鲜有移位骨折,应力争在肿胀发生之前,一般伤后 4～6 小时进行早期的手法整复和小夹板外固定;对严重肿胀,皮肤出现张力性水疱或溃烂者,一般不主张手法整复,宜给予临时固定,卧床休息,抬高患肢,待肿胀消退后,争取在 1 周内进行手法整复;对有血管、神经损伤或有缺血性肌挛缩早期症状者,在严密观察下,可行手法整复,整复后用一块后托板作临时固定,待血运好转后,再改用小夹板固定或采用牵引治疗。

(1)整复方法:患者仰卧,前臂置于中立位。采用局部麻醉或臂丛神经阻滞麻醉。两助手分别握住上臂和前臂在肘关节伸直位(伸直型)或屈曲位(屈曲型)沿者上肢的纵轴方向进行拔伸,即可矫正重叠短缩移位及成角移位。

若骨折远端旋前(或旋后),应首先矫正旋转移位,助手在拔伸下使前臂旋后

（或旋前）。然后术者一手握骨折近段，另一手握骨折远段，相对横向挤压，矫正侧方移位。

最后再矫正骨折远端前、后移位。如为伸直型骨折，术者以两拇指在患肢肘后顶住骨折远段的后方，用力向前推按。两手第2～5指放于骨折近端的前方，并向后方按压，与此同时，助手将患肢肘关节屈曲至90°即可复位；如为屈曲型骨折，术者以两拇指在肘前方顶住骨折远段前方向后按压，两手第2～5指置于骨折近端的后方，并向前方端提，同时助手将患肢肘关节伸展到60°左右即可复位。

尺偏型骨折复位后，术者一手固定骨折部，另一手握住前臂，略伸直肘关节，并将前臂向桡侧伸展，使骨折端桡侧骨皮质嵌插并稍有桡倾，以防肘内翻发生。桡偏型骨折轻度桡偏可不予整复，以免发生肘内翻。两型骨折复位后，均应用合骨法，即在患肢远端纵轴叩击、加压，使两骨折断端嵌插，以稳定骨折端。髁上骨折有重叠、短缩移位时，复位手法以拔伸法和两点按正法为主，不宜用折顶法，以防尖锐的骨折端刺伤血管神经。

（2）固定方法：肱骨髁上骨折采用超肘夹板固定。夹板长度应上达三角肌水平，内、外侧夹板下超肘关节，前侧夹板下至肘横纹，后侧夹板至鹰嘴下。夹板固定前应根据骨折类型放置固定垫。伸直型骨折，在骨折近端前侧放一平垫，骨折远端后侧放一梯形垫。兼有尺偏型的把一塔形垫放在外髁上方，另一梯形垫放在内髁部（图 2-17）。兼有桡偏型的把一塔形垫放在内髁上方，另一梯形垫放在外髁部。屈曲型骨折，在骨折近端的后方放一个梯形垫，因骨折远端的前方有肱动、静脉和正中神经经过，故只能在小夹板的末端加厚一层棉花以代替前方的平垫（图 2-18），内外侧固定垫的放置方法与伸直型骨折相同。

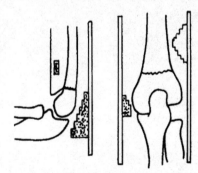

图 2-17　肱骨髁上伸直型骨折固定垫安放示意

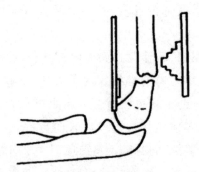

图 2-18　肱骨髁上屈曲型骨折前后加垫法

放置固定垫后,依次放好四块夹板,由助手扶持,术者扎缚固定。伸直型骨折应固定肘关节于屈曲 90°～110°位 3～4 周。屈曲型骨折应固定肘关节于屈曲 40°～60°位 2 周,而后再换夹板将肘关节改屈肘 90°位固定 1～2 周。

2.骨牵引复位固定

(1)适应证:对新鲜的有严重移位的骨折,因肿胀严重、疼痛剧烈或合并有血管、神经损伤,不宜立即进行手法整复者;或经临时固定,抬高患肢等治疗后,局部情况仍不宜施行手法复位者;或低位不稳定的肱骨髁上骨折,经手法复位失败者。

(2)方法:行患肢尺骨鹰嘴持续牵引(图 2-19)。2～3 天时肿胀可大部分消退,做 X 线检查,若骨折复位即可行小夹板外固定或上肢石膏外展架固定(图 2-20)。

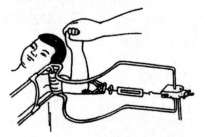

图 2-19　上肢尺骨鹰嘴牵引固定

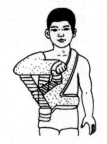

图 2-20　髁上骨折复位后外展架固定

3.闭合穿针内固定

(1)适应证:尺偏型或桡偏型不稳定性骨折。若合并血管神经损伤,或肿胀严重、有前臂高压症者则不宜使用。

(2)方法:手术操作在带影像 X 线监视下进行,常规无菌操作。仰卧患肢外展位,臂丛神经阻滞麻醉或全麻,两助手对抗牵引、纠正重叠畸形,术者根据错位情况,先纠正旋转、侧方移位,再纠正前后移位,而后给予穿针内固定。常用的穿针固定方法有 4 种。①经内、外髁交叉固定:用直径 2 mm 左右的克氏针于外髁的外后下经皮刺入抵住骨皮质,取 1 枚同样的克氏针从内髁的最高点(不可后滑伤及尺神经)向外上呈 45°左右进针,与第 1 枚针交叉固定(图 2-21)。②经外髁交叉固定:第 1 枚针进针及固定方法同上,第 2 枚针进针点选在距第 1 枚针周围 0.5～1 cm处,进针后与第 1 枚针交叉穿出近折端内侧骨皮质(图 2-22)。③经髁间、外髁交叉固定:第 1 枚针从鹰嘴外缘或正对鹰嘴由下向上经髁间及远、近折段而进入近折端髓腔,维持大体对位;第 2 枚针从肱骨外髁向内上,经折端与第 1 枚针交叉固定(图 2-23)。④经髁间、内髁交叉固定:髁间之针同上,另取 1 枚针从内髁的最高点向外上呈 45°左右进针,交叉固定(图 2-24)。

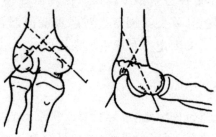

图 2-21　经内、外髁交叉固定

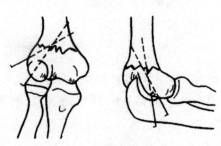

图 2-22　经外髁交叉固定

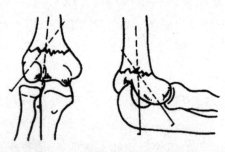

图 2-23　经髁间、外髁交叉固定

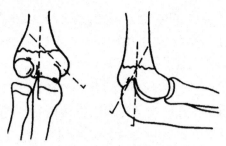

图 2-24　经髁间、内髁交叉固定

固定满意后,将针尾弯曲埋于皮下,针孔用无菌敷料包扎。外用小夹板辅助固定,屈肘悬吊前臂。术后注意观察患肢血液循环情况,3 周后拔钢针。对复位后较稳定者,可选择经内、外髁交叉固定。对严重桡偏型骨折,可选用经外髁交叉固定,或经髁间、外髁交叉固定。对严重尺偏移位者,可选用经髁间、内髁交叉固定。

4.切开复位内固定

(1)适应证:经手法复位失败者,可施行切开复位内固定。

(2)手术方法:臂丛麻醉,手术取外侧切口,暴露骨折端,将其复位,应用克氏针从内外侧髁进针贯穿骨折远端和近端,交叉固定,针尾埋于皮下,上肢石膏功能位固定,3～4 周拆除石膏,拔钢针后进行功能锻炼。

(二)药物治疗

骨折初期肿胀、疼痛较甚,治宜活血祛瘀、消肿止痛,可内服和营止痛汤加减。肿胀严重,血运障碍者加三七、丹参;并重用祛瘀、利水、消肿药物,如茅根、泽兰之类。外敷跌打万花油或双柏散。如局部有水疱,可在刺破或穿刺抽液后,再外敷跌打万花油。中期宜和营生新、接骨续损,可内服续骨活血汤,合并神经损伤者应加补气活血、通经活络之品,如黄芪、地龙、威灵仙等。后期宜补气血、养肝肾、壮筋骨,可内服补肾壮筋汤。解除夹板固定后,用舒筋活络,通利关节的中药熏洗。

(三)功能康复

肱骨髁上骨折一经整复与小夹板固定后,即可进行功能锻炼。早期多做握拳、腕关节屈伸活动,在7～10 天内不做肘关节的屈伸活动。中期(2 周后)除做早期锻炼外,可加做肘关节的屈伸活动和前臂的旋转活动;如为上臂超肘小夹板固定,可截除前、后侧夹板的肘关节以下部分,便于练功。但须注意,屈曲型骨折肘关节不能做过度屈曲活动,伸直型骨折不能做肘关节过度伸展活动,以防止骨折端承受不利的剪力,影响骨折愈合。后期骨折临床愈合后,解除外固定,并积极主动锻炼肘关节屈伸活动,严禁暴力被动活动,以免发生损伤性骨化,影响肘关节活动功能。

四、并发症的处理

(一)肘内翻

肘内翻是常见的并发症,肘内翻发生的原因有如下几种:①骨折时损伤了肘部骨骺,生长不平衡,认为是外上髁和肱骨小头骨骺受到刺激所致,外髁生长速度增加而产生畸形;在生长发育过程中,无移位的骨折亦会导致携带角改变;②尺偏移位致两骨折端的内侧被挤压塌陷或形成碎骨片而缺损,虽经整复固定,而尺偏移位倾向存在,从而导致迟发性尺偏移位;③骨折远端沿上臂纵轴内旋,导致骨折远端骑跨于骨折近端,再加骨折远端的肢体重力,肌肉牵拉和患肢悬吊于胸前时的内旋影响,使骨折的远端产生内倾内旋运动而导致肘内翻的发生;④正位 X 线片示骨折线由内上斜向外下,复位时常易将骨折远段推向尺侧,导致尺偏移位。

肘内翻畸形以尺偏移位者发生率高,多发生在骨折后 3 个月内,可采取下列预防措施:①力争一次复位成功,注意保持两骨折端内外侧骨皮质的完整;②闭合复位后肢体应固定于有利骨折稳定位置,伸直尺偏型骨折应固定在前臂充分旋后和锐角屈肘位;③通过手法过度复位使内侧骨膜断裂,消除不利复位因素;④不稳定骨折或肢肿严重不容许锐角屈肘固定者,骨折复位后应经皮穿针固定,否则牵引治疗;⑤切开复位务必恢复骨折正常对线,携带角宁可过大,莫取不足,内固定要稳固可靠。

轻度肘内翻无须处理,肘内翻>15°畸形明显者可行髁上截骨矫正。通常用闭合式楔形截骨方法,从外侧切除一楔形骨块。

手术取外侧入路,在肱三头肌外缘切开骨膜,向前后适当剥离显露干骺端,按设计截骨。保留内侧楔尖皮质及皮质下薄层骨松质并修理使具有适度可塑性,缓缓闭合截骨间隙使远近截骨面对合,检查携带角是否符合要求,肘有无过伸或屈曲畸形,然后用两枚克氏针固定,闭合切口前拍正侧位片观察。术后长臂前后石膏托固定,卧床休息 1～2 周,然后下地活动,以免石膏下滑使携带角减小。

(二)Volkmanns 缺血挛缩

该病为髁上骨折最严重的并发症,可原发于骨折或并发血管损伤病例,发病常与处理不当有关。出血和组织肿胀可使筋膜间室压力升高,外固定包扎过紧和屈肘角度太大使间室容积减小或无法扩张是诱发本病至关因素,由于间室内压过高直接阻断组织微循环,或刺激压力感受器引起反射性血管痉挛而出现肌肉神经缺血症状,故又称间室综合征。

前臂屈肌缺血症状多在伤后或骨折复位固定后 24~48 小时内出现,此期间宜住院密切观察,尤其骨折严重移位病例。门诊患者应常规交代注意事项,预 6~12 小时内返诊复查血运。

间室综合征出现是肌肉缺血挛缩的先兆,主要表现肢痛难忍,皮温低,前臂掌侧间室严重压痛和高张力感,继而手指感觉减退,屈肌力量减弱,脉搏可存在。一旦出现以上症状应紧急处理:去除所有外固定,伸直肘关节,观察 30~60 分钟无好转。使用带灯芯导管测量间室压力,临界压力为4.0 kPa(30 mmHg),压力高于此值或高于健侧应考虑手术减压。无条件测压者亦可根据临床症状作出减压决定,同时探查血管,为争取时间术前不必常规造影,有必要时可在术中进行。

单纯脉搏消失而肢体无缺血症状者,可能已有充足的侧支循环代偿,无须手术处理,只需密切观察。大多数患者脉搏可逐渐恢复。

(三)神经损伤

肱骨髁上骨折并发神经损伤比较常见,发生率5%~19%。大多数损伤为神经传导功能障碍或轴索中断,数天或数月内可自然恢复,神经断裂很少见。移位严重的骨折闭合复位有误伤神经血管危险,或使原有神经损伤加重,恢复时间延长和因瘢痕增生而致失去自然恢复机会。因此,许多学者对合并神经损伤的肱骨髁上骨折主张切开复位治疗。

神经损伤的早期处理主要为支持疗法,被动活动关节并保持功能位置。伤后 2~3 个月后临床与肌电图检查皆无恢复迹象应考虑手术探查松解。

第四节　肱骨髁间骨折

肱骨髁间骨折为关节内骨折,又称肱骨髁上"T"形或"Y"形骨折,临床较少见,多发生于青壮年,仅占全身骨折的 0.48%。

肱骨髁间部位前有冠状窝,后有鹰嘴窝,下端的肱骨滑车内外两端较粗,中段较细,呈横置的线轴形。肱骨小头与肱骨滑车之间亦有一纵沟,该处是肱骨下端的薄弱环节,遭受暴力,可产生纵形劈裂。与肱骨滑车相对的尺骨半月切迹关节面呈角尖向上的"△"形,中间有一纵形嵴,内外侧缘亦较锐利,形似刃口朝上的石斧。跌倒时肘部着地,暴力作用于肘部使尺骨半月切迹对肱骨下端有楔入的作用力,再加上与肱骨小头相接对的桡骨小头向上的冲击分力等,都是造成肱骨髁间骨折的因素。

一、病因、病机

肱骨髁间骨折的病因与肱骨髁上骨折病因基本相同,也为间接暴力所致。

(一)伸直型

由高处掉下或跌倒时,肘关节伸直位或半屈曲位,以手按地,外力沿前臂向上传导,至肱骨下端,先致肱骨髁上骨折。外力继续作用,使尺骨的半月切迹和桡骨头向上冲击。同时由上向下的身体重力,使骨折的近折端向下冲击,上下的挤切力致肱骨的内外髁间纵形劈裂,形成肱骨髁间骨折。由于挤切力较重,故劈裂的内外髁常呈分离旋转移位,且向后移位。此型骨折较多见(图 2-25)。

(二)屈曲型

跌倒时,肘关节屈曲,肘后着地,或打击碰撞肘部,暴力作用于尺骨鹰嘴,力量经尺骨半月切迹和桡骨头向上向前撞击,形成肱骨髁上骨折。同时将肱骨两髁纵形劈开,致远折端向前移位(图 2-26)。

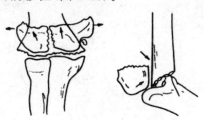

图 2-25 伸直型肱骨髁间骨折

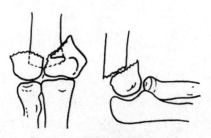

图 2-26 屈曲型肱骨髁间骨折

肱骨髁间骨折除了按受伤机制和骨折移位而分为伸直型与屈曲型外,也可按骨折线形态分为"T"形、"Y"形、"V"形。或按骨折移位程度分为:①Ⅰ型,骨折无移位或轻微移位,关节面平整;②Ⅱ型,骨折有移位,但无两髁旋转及分离,关节面基本平整;③Ⅲ型,骨折内外髁均有旋转移位,关节面不平;④Ⅳ型,肱骨髁部碎成3块以上,关节面严重破坏(图2-27、图2-28)。

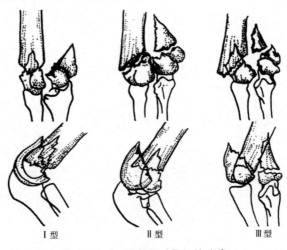

Ⅰ型   Ⅱ型   Ⅲ型

图2-27   伸直内翻型骨折的分类

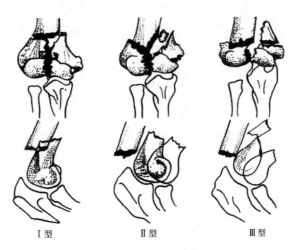

Ⅰ型   Ⅱ型   Ⅲ型

图2-28   屈曲内翻型骨折的分类

肱骨髁间骨折属严重的关节内骨折,骨折移位严重时,骨折端可穿破皮肤而形成开放性骨折。如同肱骨髁上骨折一样,骨折端亦可损伤肱动、静脉及正中神经和尺、桡神经。骨折后期则易发生创伤性关节炎。

二、诊断

伤后肘部剧烈疼痛并迅速肿胀,常出现肘部畸形。皮肤有青紫瘀斑,压痛明显。因疼痛不能主、被动活动肘关节。触诊可扪及明显骨擦音及异常活动,并可摸到突起的骨折端。有倒"八"字旋转分离移位者,触诊内外髁间距离较健侧宽,肘后三角关系紊乱(图 2-29)。合并有血管、神经损伤者,有桡动脉搏动减弱或丧失,手部温度降低,皮肤颜色苍白,感觉和运动功能丧失。

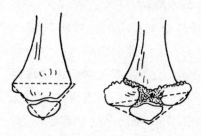

图 2-29 肱骨髁间骨折倒"八"字形移位肘后三角有改变

肱骨髁上骨折与肱骨髁间骨折均为肱骨髁部骨折,都可分为伸直型和屈曲型,都有关节肿胀、疼痛、畸形、功能障碍,其鉴别要点见表 2-2。

表 2-2 肱骨髁上骨折与肱骨髁间骨折的鉴别

鉴别要点	肱骨髁上骨折	肱骨髁间骨折
发病年龄	多发于儿童	好发于成人
发病率	多见,占全身骨折的 7.48%	少见,占全身骨折的 0.48%
骨折类型	大部分属关节外骨折,少数为关节内骨折	属关节内骨折
肘后三角	关系正常	关系改变
并发症	易合并血管神经损伤	血管神经损伤少见
后遗症	肘内翻高达 60%	肘关节功能障碍多

三、治疗

(一)整复固定方法

1.手法整复夹板固定

无移位裂纹骨折或仅有轻度前后成角移位的骨折,可不复位,如同肱骨髁上骨折一样,行超肘夹板外固定。有移位骨折可行手法复位。

(1)整复方法:①局部麻醉或臂丛神经阻滞麻醉后,患者仰卧,肩外展 70°~80°,屈肘 50°(屈曲型)或 90°(伸直型),前臂中立位。一助手双手握患肢上臂做固定,另一助手两手握住患肢前臂,保持上述肘关节屈曲位置,再沿上臂纵轴方向进行拔伸。②先整复两髁的倒"八"字形旋转分离移位。术者面对患者,以两手的拇、示、中指分别捏住内、外髁部,向中心挤按。在挤按的同时,还须做轻微的摇晃手法,使齿状突起的骨折端相互嵌合,直至两髁宽度和髁部外形与健侧相同为止。术者亦可采用两手掌相对挤按内、外髁部,使纵行骨折线嵌合。③整复尺偏或桡偏移位。术者一手握住内、外髁部,另一手握住骨折近端,如为尺偏移位,术者将骨折远端髁部向外推转,将骨折近端向内推按。如为桡偏移位,轻者可不整复,较重者,术者可将骨折远段向内推转,近段向外推按。若骨折无尺偏或桡偏移位,此步可以省去。④整复前后移位。如为伸直型骨折,助手加大牵引力,使缩短、重叠移位改善后,术者将髁部向前方端提,将骨折近段向后推按。如为屈曲型者,术者将骨折远段的髁部向后方推按,骨折近段向前端提。复位成功后,术者双手握住骨折端做固定,由助手进行夹板固定。

(2)固定方法:肱骨髁间骨折也采用超肘夹板固定,固定垫的安放及固定包扎方法,均参照肱骨髁上骨折。但肱骨髁间骨折有较重的倒"八"字旋转分离移位者,在内、外髁部各加一空心垫。内、外侧夹板下端应延长到内、外髁下 3～5 cm,缚扎完毕后在超出肘的夹板延长部位再用胶布条横形粘贴一圈,以加强两夹板的远端固定力(图 2-30)。

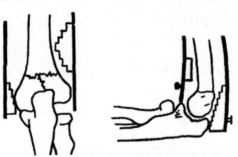

图 2-30　肱骨髁间骨折夹板固定加垫法

伸直型骨折应固定肘关节于屈曲 90°位 4～6 周。屈曲型骨折应固定肘关节于半伸直位 3 周,而后改为屈肘 90°位继续固定 2～3 周。

2.骨牵引复位固定

对骨折端有明显重叠、分离和旋转移位,或粉碎性骨折、关节面不整齐,经手法整复而不成功者,均可采取尺骨鹰嘴牵引治疗。

患者取仰卧位,上臂外展与躯干成 70°～80°,前臂中立位,肘关节屈曲 90°。尺骨鹰嘴部的牵引负重 2～3 kg。牵引 2～3 天后,骨折端的重叠移位一般都能

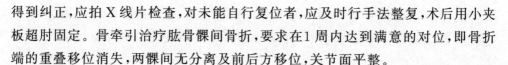

得到纠正,应拍X线片检查,对未能自行复位者,应及时行手法整复,术后用小夹板超肘固定。骨牵引治疗肱骨髁间骨折,要求在1周内达到满意的对位,即骨折端的重叠移位消失,两髁间无分离及前后方移位,关节面平整。

3.闭合穿针内固定

在X线透视和无菌操作下进行。麻醉后在保持患肢牵引下从肘内外侧各穿入一钢针,经皮进入内上髁和外上髁,撬拨整复旋转移位,再用手法整复髁间部分离和髁上部移位。最后将两钢针分别穿入对侧骨片行内固定,完成操作后,常用小夹板固定5～6周。

亦有学者在上述穿针的基础上,由内、外髁分别向近端穿针固定(图2-31),或采用经皮闭式穿针的方法使其成为"串珠"状,从外髁向内髁穿针,针的远端回缩皮下抵住内髁皮质,在内外加压的情况下形成沿轴线的合力,有稳定骨折的作用,且因克氏针是在关节以上贯穿于两髁之间,可在不去钢针的情况下练习患肘的屈伸活动,符合动静结合的原则。穿针时应注意克氏针必须在两侧骨片的中点,与肱骨干保持垂直,由滑车的上缘通过,不可进入关节间隙,以免造成关节面损伤及妨碍术后的功能练习,同时要防止神经和血管的损伤。

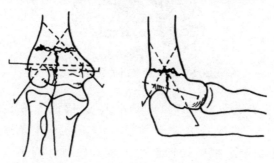

图 2-31　肱骨髁间骨折闭合穿针内固定

4.切开复位内固定

臂丛神经阻滞麻醉下,患者仰卧位,常规消毒铺巾。取肘后侧正中切口。首先找到内髁处的尺神经,并用橡皮条牵开加以保护。为清楚显露,可采用将肱三头肌肌腱舌形切开或截断鹰嘴的暴露法。骨折暴露后清除血肿,辨认肱骨下端骨折块移位方向及骨折线、关节面,然后将其复位。

Ⅰ度骨折时,将内髁和外髁分别用钢板螺丝钉与骨折近端固定(图2-32)。在两髁之间可不用固定而仍能得到很稳定的效果。术后不用外固定,1周后开始肘关节的屈伸活动。

Ⅱ度骨折时,因内侧三角形骨折片复位后有完整的骨膜维持其稳定,故先将内外髁用一枚骨松质螺丝钉做横穿固定,再将外髁与骨折近端与钢板固定(图 2-33),术后无须外固定。

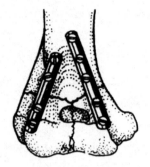

图 2-32　Ⅰ度骨折的固定方式

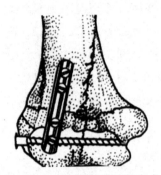

图 2-33　Ⅱ度骨折的固定方式

Ⅲ度骨折时,可在Ⅱ度骨折固定的基础上,将内侧三角形骨块复位后,再用一枚螺丝钉将其固定(图 2-34)。若碎块较多,大的折块复位固定后,小折块尽量用克氏针固定。术后的处理原则是早期活动关节,如在术中发现内固定不甚牢固,可适当推迟关节活动时间。

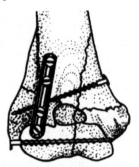

图 2-34　Ⅲ度骨折的固定方式

近年来,在内固定方法上,"Y"形钢板固定(图 2-35)和克氏针加钢丝张力带固定(图 2-36)均有较好的疗效。为使患者能在术后尽早地开始功能锻炼,最好采用肘内、外侧方切口,而不取后入路。Ⅳ度骨折关节面粉碎严重者,内固定难以牢固,术后应使用短期外固定。对高龄患者,可不做手术,三角巾悬吊,早期活动关节也可获得不错的结果。患肢悬吊在胸前和及早进行肘关节的屈伸活动,利用尺骨鹰嘴的模造作用而能形成一定范围的活动度,最终能满足一般的日常生活需要。

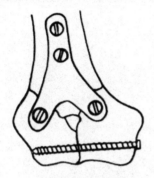 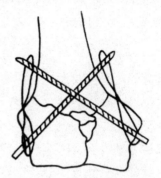

图 2-35　Y 形钢板加拉力螺钉固定　　　图 2-36　克氏针加钢丝张力带固定

(二)药物治疗

同肱骨髁上骨折。

(三)功能康复

本骨折无论采取什么方法治疗,都应强调早期进行合理的功能锻炼。一般要求复位后即开始做伸腕握拳活动,1 周后在无痛的情况下做肘关节屈伸活动。最初活动的幅度不宜过大,但要持之以恒。以后活动的次数和时间逐渐增加,2~3 周后肘关节一般应有 40°~50°的活动范围。如患者的自主活动能力较差,医护人员可用揉按理顺等轻柔的手法按摩肘关节,帮助肘关节屈伸。但要强调在无痛情况下进行,不能操之过急,以免造成骨化性肌炎或影响骨折的愈合。

第五节　肱骨内上髁骨折

肱骨内上髁骨折多发生在少年和儿童。发生的高峰年龄在 11~12 岁。这个年龄组,肱骨内上髁系属骨骺,尚未与肱骨下端融合,故易于撕脱,也通称肱骨内上髁骨骺撕脱骨折。成人内上髁骨化中心与肱骨远端发生融合,因此单纯的肱骨内上髁骨折比较少见。屈腕肌群和内侧副韧带附着于内上髁,因此由于软组织的牵拉原因,肱骨内上髁骨折骨块常常移位。急性骨折常常是由于内上髁直接暴力或肘急性外翻伸直牵拉力所致。慢性损伤常为反复肘外翻所致,包括反复俯卧撑和投掷运动。尺神经走行在肱骨内上髁后方的尺神经沟内。发生肱骨内上髁骨时可使尺神经受到牵拉、挫伤等,甚至连同骨折块一起嵌入肘关节间隙内,导致尺神经损伤。

一、损伤机制

常为平地跌倒或投掷运动致伤。当肘关节伸直位摔倒时手部撑地,上肢处于外展位,外翻应力使肘关节外翻,同时前臂屈肌群猛然收缩牵拉,引起肱骨内上髁骨折。在儿童,内上髁是一个闭合比较晚的骨骺,在未闭合以前骺线本身就是潜在的力学弱点。跌倒时前臂屈肌腱的猛烈收缩牵拉或肘部受外翻应力作用而引起肱骨内上髁骨骺分离。内上髁骨块或骨骺可被牵拉向下向前,并旋转移位。若肘关节内侧间隙暂时被拉开,或发生肘关节后外侧脱位,撕脱的内上髁(骨骺)可被夹在关节内。

二、分型与诊断

(一)分型

根据肱骨内上髁(骨骺)撕脱骨折块移位程度及肘关节变化,可分为4型(图2-37)。

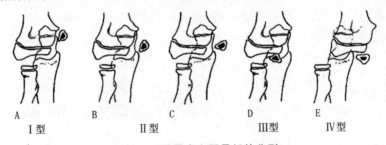

图 2-37　肱骨内上髁骨折的分型

Ⅰ型:仅有骨折或骨骺分离,移位甚微。

Ⅱ型:撕脱的内上髁骨块向下有移位,并向前旋转移位,可达关节水平。

Ⅲ型:撕脱的内上髁骨折块嵌夹在关节内,并有肘关节半脱位。

Ⅳ型:肘关节后脱位或后外侧脱位,撕脱的骨块夹在关节内。

（二）诊断

1.临床表现

儿童比成年人多见。受伤后肘部疼痛,特别是肘内侧局部肿胀、压痛。肘内侧和内上髁周围软组织肿胀,正常内上髁的轮廓消失。肘关节活动受限,前臂旋前、屈腕、屈指无力。临床检查肘关节后方的等腰三角形关系不存在。合并肘关节脱位者,肘关节外形明显改变,功能障碍也更为明显,常合并有尺神经损伤症状。

2.影像学表现

5～7岁以上的儿童肱骨内上髁骨骺已经骨化,肱骨内上髁骨骺分离X线表现为点状骨骺与肱骨远端分离较远,可并有向下移位,局部软组织肿胀。

3.鉴别诊断

肱骨内上髁骨骺,在6～10岁时出现,18岁左右闭合,但有时可能有不闭合者,应注意与骨折鉴别。

三、治疗

肱骨内上髁骨折非手术治疗后,即使是纤维愈合而非骨性愈合,同样可能获得一个无痛的肘关节。闭合性骨折者,如果骨折明显不稳定,或者有骨片嵌在关节内,应手术探查关节,对骨折进行复位内固定;如果怀疑尺神经卡压,应予手术探查,并对骨折进行复位内固定;如果骨折移位超过5mm,透视下复位不稳定难以维持,建议手术治疗,切开复位内固定。

（一）非手术治疗

1.适应证

Ⅰ型无移位的肱骨内上髁骨折,无须复位操作,仅用上肢石膏固定即可,为期3～5周。拆除石膏后进行功能锻炼。有移位骨折Ⅱ～Ⅳ型,均宜首选手法复位。

2.操作方法

局麻或全麻下施行手法复位。将肘关节置于屈曲90°～100°,前臂旋前,使前臂屈肌放松。术者用拇指推开血肿,将骨折块自下向上方推按,使其复位。但复位的骨折对位极不稳定,很容易发生再移位。因此,在上肢石膏固定时,注意定型前在内上髁部用鱼际加压塑形。4～5周后拆除外固定,进行功能锻炼。

合并肘关节脱位者,在肘关节复位过程中,移位的内上髁骨折片常可随之复位。如果肘关节已获复位,而内上髁尚未复位,也可再施手法复位。

肱骨内上髁嵌夹于关节内的复位。助手将伤肢前臂外展并使之外翻,使肘关节内侧张开,然后将前臂旋后并背屈腕部和手指,使屈肌迅速拉紧,再将肘关节伸展。借助肘内侧张开,屈肌牵拉的力量,将肱骨内上髁拖出关节间隙之外,再按上述操作方法将肱骨内上髁整复,加上肢石膏、将伤肢固定于功能位。

(二)手术治疗

1.适应证

(1)骨折明显移位(＞5 mm),骨折块夹在关节内或旋转移位,估计手法复位很难成功。

(2)经闭合复位失败者,宜手术治疗。

(3)合并尺神经损伤,应予手术复位及神经探查。

(4)开放性骨折。

2.手术操作

臂丛麻醉下取肘内侧标准切口,切开皮肤及皮下组织即可暴露骨折断端,清除血肿。如骨折块较大,尺神经沟可被累及,应显露并游离尺神经,用橡皮片将尺神经向外侧牵开。确认骨折片及近端骨折面,屈肘90°,前臂旋前位,放松屈肌对骨折片的牵拉,复位骨折片用巾钳临时固定。

儿童的肱骨内上髁骨骺骨折可采用粗丝线缝合,在骨折片的前侧和外侧贯穿缝合骨膜、肌腱附着部及部分松质骨,能够保持其稳定。如骨折片较大,用丝线固定不稳,宜用2～3枚克氏针交叉固定,令其尾端露于皮外,缝合伤口。术后用上肢石膏功能位固定4～6周(图2-38),拆除石膏并拔除克氏针。对于成年人骨折片较大的可用松质骨螺丝钉固定。对于成年人骨折片较小,不易行内固定者,为避免日后尺神经的刺激和压迫,可以切除,并将屈肌腱止点附着部缝合于近侧骨折端处。术后用石膏托固定4～5周。

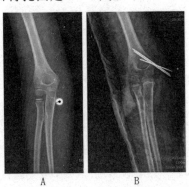

图 2-38　肱骨内上髁骨折Ⅱ型 3 枚克氏针内固定术后石膏固定

A.术前；B.术后

陈旧性肱骨内上髁撕脱骨折，只要无尺神经症状及肘关节功能障碍者，不必处理。骨折片明显移位，骨折片黏附关节囊前影响肘关节伸展或伴有尺神经症状者，可施行开放复位尺神经游离松解，必要时进行尺神经前置手术。陈旧性内上髁骨折片若复位困难时，也可以切除之。合并尺神经损伤应予以检查，如较严重可同时做尺神经前置手术。

四、并发症

（一）肘内翻

肘内翻是本病最常见的并发症，有时伴有肘关节脱位，注意尺神经有无损伤。肘内翻是远折端内侧骨皮质压缩塌陷，复位或维持复位不佳和重力性内侧移位尺侧所致，与骨骺生长速度无关，远折端旋转移位导致肘内翻，是由于旋转支点多在较宽厚的外侧髁，内侧髁失去支撑，再加上肢体的重力及肌肉牵拉的力量造成内侧倾斜之故。轻度肘内翻无须处理。肘内翻超过 15°，畸形明显者可行髁上截骨矫形手术。

（二）骨不连

若骨不连患者没有任何症状，可不作处理。若出现疼痛、肘部活动受限，可进行手术瘢痕切除植骨内固定。

（三）尺神经麻痹

有尺神经麻痹的患者经手术松解或前置后，症状几乎都能得到改善。

第六节　肱骨外上髁骨折

肱骨外上髁骨折是常见的儿童肘部骨折之一，是外髁骨骺分离，并且是关节内骨折。骨折块大部分由软骨组成，患者年龄越小，则软骨越多。在 X 线片显示仅为肱骨外髁的骨骺化骨中心与干骺端骨折片，而软骨不显影。实际上骨折块相当大，几乎等于肱骨下端骨骺的一半，故在临床上对骨折块的大小要给予充分的估计。对这种骨折处理不当，常发生骨不连、肘外翻畸形、迟发性尺神经损伤及上下尺桡关节不稳等，造成肘关节功能障碍。

一、损伤机制

肱骨外上髁骨折多由间接暴力所致,跌倒时手部先着地,前臂多处于旋前,肘关节稍屈曲位,大部分外力沿桡骨传至桡骨头,再撞击肱骨外髁而发生骨折。当多合并肘外翻应力,伸肌牵拉等因素造成骨折时,骨折线由外髁上部斜向下内达滑车桡侧部。骨块常包括桡侧干骺端骨片,肱骨小头骨骺,骨折块也常因在损伤时尺骨冠状突撞击滑车,致使骨折块包含有滑车的外侧部。由于肘关节致伤的瞬间所处的位置不同,骨折线由内下向外上、后延伸,骨折块可包括肱骨外上髁骨骺、肱骨小头骨骺、滑车外侧部及属于肱骨小头之上的一部分干骺端。

二、损伤类型

肱骨外上髁骨折多由间接复合外力造成,可因外力方向、前臂旋转及内收牵拉而产生不同的类型。根据骨折后骨折块移位情况,分为 4 型。

Ⅰ型:骨折无移位。从桡骨传来的暴力冲击肱骨小头,造成肱骨外上髁骨折,由于暴力较小,骨折未移位,骨膜未撕裂。X 线正位片可见肱骨外髁部干骺端有骨折线,而骨折无移位,侧位片无异常或见无移位裂缝骨折。

Ⅱ型:骨折块向侧方、前方或后方移位,但无旋转。骨折端间隙增大轻度移位者,骨膜部分撕裂;重度移位者,完全撕裂,复位后骨块不稳定,在固定中可发生再移位。X 线正位片可见肱骨外上髁骨折块向桡侧移位,侧位片骨折块向前、后侧移位或无移位。

Ⅲ型:骨折块向侧方、前方或后方移位,并且有旋转。由于局部深筋膜、骨膜完全断裂,加之前臂伸肌的牵拉,骨折块纵轴向外旋转移位可达 $90°\sim180°$;在横轴上也可发生向前或向后的不同程度的旋转。肱尺关节无变化。X 线正位片可见肱骨外上髁骨折块向桡侧移位,侧位片骨折块向前、后侧移位的同时两骨折面大小不等。

Ⅳ型:肱骨外髁骨骺骨折块可侧方移位、旋转移位,同时肘关节可向桡侧、尺侧及后方脱位。关节囊及侧副韧带撕裂,肘部软组织损伤严重。X 线正位片可见肱骨外上髁骨折块翻转移位,同时伴有向桡侧的移位,侧位片骨折块翻转移位的同时伴有向前、后侧移位,如两骨折面大小不等,则考虑伴有旋转移位。

三、临床表现

肱骨外上髁骨折后,肘关节肿胀,以外侧为明显,并逐渐扩散,可以扩散至整个关节。骨折脱位型之肿胀最为严重。肘外侧出现瘀斑,逐渐扩散可达腕部。

伤后2～3天皮肤出现水疱。肘部疼痛,肘关节呈半屈状。肘外侧明显压痛,甚至可发生肱骨下端周围压痛。移位型骨折,可能触到骨擦音及活动骨块。可发生肘外翻畸形,肘部增宽,肘后三点关系改变,肘关节活动丧失。被动活动时疼痛加重,旋转功能一般不受限。

X线片显示肱骨小头的骨折线多超过骨化中心的1/2,或不通过肱骨小头骨化中心,而通过肱骨小头与滑车间沟。通常在干骺端处有一骨折线,骨折块可向外侧移位。骨折脱位型者,正位片显示骨折块连同尺桡骨可向桡侧或尺侧移位,侧位片上可向后侧移位,偶可见向前移位者。

四、诊断与鉴别诊断

外伤史,伤后肘部疼痛,肿胀,肘呈半屈曲位。肘外侧局限性或广泛压痛,有骨擦感,成人X线可清楚显示骨折线及骨折块,对移位的判断也比较容易。儿童期肘部的骨化中心出现和闭合时间差别很大,在X线表现仅是外髁骨化中心移位,诊断时必须加以注意。

因儿童骨骺骨化不全,特别是2岁以下的幼儿,应注意与肱骨下端全骺分离及肱骨小头骨骺分离相鉴别:肱骨下端全骺分离,表现为肘关节普遍肿胀,及周围性压痛,外形类似肱骨髁上骨折或肘关节后脱位,但肘后三角关系正常;只有伴脱位的肱骨外上髁骨折其三角关系方失常。

五、治疗

肱骨外上髁骨折属于肘关节内骨折。骨折后发生创伤性关节炎多在15～20年的远期出现。所以无论采用何种方法治疗,应该要达到解剖复位或近似解剖复位,否则最终必将发生肘关节畸形和创伤性关节炎而导致关节功能障碍。

(一)手法复位

1.Ⅰ型骨折(无移位骨折型)

无移位的肱骨外上髁骨折,应用上肢石膏托固定,伤肢肘关节屈曲90°,前臂略旋后位,固定4周后拆除石膏,进行肘关节伸屈运动和前臂旋转活动功能锻炼。

2.Ⅱ型骨折(侧方移位骨折型)

应首选闭合复位。通常采用局麻或臂丛麻醉,肘伸直,内翻位使外侧间隙加大,前臂旋后、腕部伸直位,使伸肌群放松,用拇指推移骨折块。如果骨折块向外后方移位,拇指将骨块向前内侧推移使之复位。X线检查证实已复位者,可用长臂后石膏托或夹板固定4～6周,固定时间依据复位后稳定情况,取伸肘或屈肘位及前臂旋后位。

3.Ⅲ型骨折(旋转移位骨折型)

采用闭合复位。要结合 X 线片摸清骨折块的方位,使肘关节处于内翻、前臂旋后位。术者一手拇指扣压肱骨外上髁骨折块,其他 4 指拖住肘关节尺侧,另一手握住伤肢腕部,屈肘 90°,使伤肘内翻,增大外侧间隙,用手指矫正旋转移位的骨折块,推入关节内,再向肘关节间隙按压,使骨折块的骨折面对合近侧骨折面,再将肘关节外翻促使骨折块复位。固定方法及时间,同侧方移位型。若复位确已成功,则可扪及肱骨外髁骨嵴平整,拇指压住骨折块进行活动时,肘关节屈伸活动良好,且无响声。

4.Ⅳ型骨折(骨折脱位型)

肘关节脱位合并肱骨外上髁骨折时,因牵引会使骨折块翻转,故禁止牵引。术者一手拇指扣压肱骨外上髁骨折块,其他 4 指拖住肘关节尺侧,术者另一手握伤肢腕部,先将肘关节外翻,用力推压肱骨外上髁骨折块及桡骨小头,同时挤压肱骨下端尺侧,肘关节脱位即可复位,骨折块也通常随之复位,使骨折转为Ⅰ型骨折或Ⅱ型骨折。如果手法粗暴,复位时用力不当,骨骺骨折块可能发生旋转,变为Ⅲ型骨折,此时按Ⅲ型骨折复位。复位后,上肢用石膏固定,在石膏定型之前,于肱骨外髁部加压塑性,以增强骨折复位的稳定度。

(二)手术治疗

肱骨外上髁骨折是一种关节内而且又累及骨骺的骨折。为恢复骨关节形态功能,减少骨关节的生长及活动障碍,其最适宜的处理方法应该是手术切开使其完全解剖复位,然后稳定内固定。内固定主要有克氏针固定、松质骨螺钉固定及粗丝线缝合固定等。

1.适应证

包括:①Ⅲ型骨折严重移位或旋转移位;②局部明显肿胀,影响手法复位或手法复位失败者;③某些陈旧性移位骨折。

2.手术操作

臂丛或全身麻醉,取肘外侧切口,切开皮肤和皮下组织,即能暴露骨折部,清除关节内血肿,辨明骨折块翻转移位的方向和移位的程度,然后拨动外髁骨折块,并使其复位,必须注意肱骨近侧骨折面,有半个滑车,骨折块尾端要和滑车对位。复位后,用电钻在肱骨下端桡侧缘于骨折外侧各钻一骨孔,贯穿 10 号丝线,收缩结扎丝线时,要保持骨折块对位稳定。结扎稳定后,轻轻活动肘关节,了解其稳定性。如果不满意,可在该缝合部的前、后各加强固定一针。逐层缝合切口,肘关节屈曲 90°,前臂中立位石膏固定。4 周后拆除石膏,行肘关节屈曲运动、前臂旋转功能锻炼。

本法与螺丝钉或克氏针内固定比较,具有下列优点:①操作简单,容易掌握;②术中对骨骺很少加重损伤;③术中不需要剥离软组织,可保留骨骺的部分血液供应;④能较稳定维持复位的位置,并对抗伸肌拉力。克氏针固定无此作用,会移位;⑤此种方法,可避免再次手术拔取金属内固定。

另一种内固定采用克氏针,将骨折块复位后交叉穿入2枚克氏针,将骨折块固定,克氏针尾端露于皮外,术后石膏固定3周,3周后拔除克氏针,石膏继续固定2~3周。也可在外上髁下横穿松质骨螺丝钉固定,术后用石膏托固定4周,除去石膏,开始活动肘关节。

陈旧性肱骨外上髁骨折,移位不严重,预计不造成肘部形态和功能障碍者,一般不主张手术治疗。在3个月以内,骨折有明显移位、不愈合者,采用切开复位内固定治疗。

六、并发症

(一)骨不连合并肘外翻畸形

其原因是损伤使关节软骨翻转,无法和骨折面愈合,肱骨远端桡侧骨骺软骨板损伤,导致早期闭合,致使肱骨远端发育不均衡造成肘外翻。外翻明显者,可行截骨矫正。

(二)迟发性尺神经炎或麻痹

由于肘外翻畸形的牵拉,或尺骨鹰嘴对尺神经的撞击,均可导致尺神经炎,发现后应及早行尺神经前置手术,以免发生麻痹。

(三)肱骨下端鱼尾样改变

绝大多数病例骨折愈合后,X线片上显示肱骨下端呈"鱼尾"状畸形。原因是滑车骨折块部分软骨损伤后的营养发生障碍,导致缺血性坏死。这种X线畸形改变并不影响关节功能,故临床意义不大。

第七节　桡骨干骨折

桡骨干单骨折比较少见,患者多为青、少年。桡骨的主要功能是参与前臂的旋转活动和支持前臂。桡骨干上1/3骨质较坚固,具有丰厚的肌肉包裹,不易发生骨折,中、下 1/3 段肌肉逐渐变为肌腱,容易受直接暴力打击而骨折。在桡骨中、下 1/3 交界处,为桡骨生理弯曲最大之处,是应力上的弱点,故骨折多发生于此处。

一、病因、病理

直接暴力和间接暴力均可造成桡骨干骨折,但多由间接暴力所致。直接暴力多为重物打击于前臂桡侧所造成,以横断或粉碎性骨折较常见。间接暴力多为跌倒时手掌撑地,因暴力向上冲击,作用于桡骨干所致,以横断或短斜形骨折较常见。桡骨干骨折,因有尺骨支持,骨折端重叠移位不多,而主要是肌肉造成的旋转移位。在幼儿多为不全或青枝骨折。成人桡骨干上 1/3 骨折时,附着于桡骨结节的肱二头肌及附着于桡骨上 1/3 的旋后肌,拉骨折近段向后旋移位;而附着于桡骨中部及下部的旋前圆肌和旋前方肌,拉骨折远段向前旋转移位。桡骨干中 1/3 或中下 1/3 骨折时,骨折位于旋前圆肌终止点以下,因肱二头肌与旋后肌的旋后倾向,被旋前圆肌的旋前力量相抵消,骨折近段就处于中立位,而骨折远段被附着于桡骨下端的旋前方肌的影响而向前旋转移位。

二、临床表现与诊断

骨折后局部疼痛、肿胀、压痛和纵向叩击痛。完全性骨折时,可有骨擦音,较表浅的骨段骨折,可触及骨折端。不完全性骨折症状较轻,尚有部分旋转功能。前臂 X 线正侧位片可明确骨折部位和移位情况,拍摄 X 线片时,应包括上、下尺桡关节,注意检查是否有尺桡关节脱位。

三、治疗

无移位的骨折,先将肘关节屈曲至 90°,矫正成角畸形,再将前臂置于中立位,用前臂夹板或长臂管型石膏固定 4～6 周。对有移位的骨折应以手法整复夹板固定为主。

(一)手法复位夹板固定法

1.手法复位

患者平卧,麻醉下,患肩外展,屈肘 90°。一助手握住肘上部,另一助手握住腕部。两助手作对抗牵引,骨折在中或下 1/3 时,前臂置中立位,在上 1/3 置稍旋后位,牵引 3～5 分钟,待骨折重叠移位矫正后,进行夹挤分骨。在牵引分骨下,术者一手固定近侧断端,另一手的拇指及示、中、环三指,捏住向尺侧倾斜移位远侧断端,并向桡侧提拉,矫正向尺侧移位。若有掌背侧移位可用折顶提按

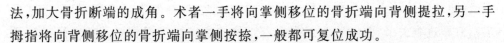

法,加大骨折断端的成角。术者一手将向掌侧移位的骨折端向背侧提拉,另一手拇指将向背侧移位的骨折端向掌侧按捺,一般都可复位成功。

手法整复要领:桡骨骨折后可出现重叠、成角、旋转、侧方移位等4种畸形,其中断端的短缩、成角和侧方移位是在暴力作用时发生,而旋转移位则是在骨折以后发生的。由于前臂的主要功能是旋转活动,故如何纠正旋转移位就成为整个治疗的关键。由于有尺骨的支撑,桡骨骨折的短缩重叠移位甚少,但常有桡骨骨折端之间的旋转畸形存在。因此,在整复时,只有恰当地处理好这个主要移位,才能为纠正其他移位创造条件。如上1/3骨折,为旋前圆肌止点以上的骨折,则骨折端是介于两旋转肌群之间,近侧断端只有旋后肌附着,则近折端处于旋后位,远折端只有旋前肌附着,则远折端相对旋前,按照骨折远端对近端的原则,首先应将前臂牵引纠正至稍旋后位,以纠正远折端的旋前移位。如桡骨中、下1/3骨折,近折端有旋后肌与旋前肌附着,其拮抗作用的结果使近折段仍处于中立位,远折端则受旋前方肌的作用而相对旋前,故应首先纠正远折端的旋前移位至中立位。对于桡骨中、下1/3骨折整复侧方移位较容易,而桡骨上1/3骨折因局部肌肉丰满则较难整复,但如果能以前臂创伤解剖为基础,使用推挤旋转复位亦较易成功。即整复时将肘关节屈曲纵行牵引,前臂由中立位渐至旋后位,术者两手分别握远近骨折端,将旋后而向桡背侧移位的骨折近端向尺掌侧推挤,同时将旋前而向尺掌侧移位的骨折远端向桡背侧推,使骨折断端相互接触,握远端的助手在牵引下小幅度向后旋转并作轻微的摇晃,使骨折完全对位。

2.固定方法

骨折复位后,用前臂夹板固定,尺侧夹板和桡侧夹板等长,不超过腕关节。在维持牵引下,先放置掌、背侧分骨垫各一个,再放置其他压垫。桡骨上1/3骨折须在骨折近端的桡侧再放一个小压垫,以防向桡侧移位。然后放置掌、背侧夹板,用手捏住,再放桡、尺侧夹板。桡骨中1/3骨折及下1/3骨折,桡侧夹板下端超腕关节,将腕部固定于尺偏位,借紧张的腕桡侧副韧带限制骨折远端向尺侧偏移。两骨折端如有向掌、背侧移位,可用两点加压法放置压垫。夹板用4条布带缚扎固定,患肢屈肘90°。桡骨上1/3骨折者,前臂固定于稍旋后位;中、下1/3骨折者,应将前臂固定于中立位。用三角带悬吊前臂于胸前,一般固定4～6周。

固定要领:无论是手法复位或夹板固定,均应注意恢复和保持桡骨旋转弓的形态,复和保持骨间隙的正常宽度。桡骨旋前弓、旋后弓的减少或消失,骨间隙的变窄,不仅影响前臂旋转力量,也将影响前臂的旋转范围。为了保持桡骨旋转弓的形态和骨间隙的正常宽度,在选择前臂夹板固定时,掌背侧夹板应有足够的宽度,使扎带的约束力主要作用于掌背侧夹板上,尺桡侧夹板宜窄,尺侧夹板下端不宜超过腕关节,强调腕关节应固定于尺偏位以抵消拇长肌及伸拇短肌对骨折端的挤压。

3.医疗练功

初期应鼓励患者作握拳锻炼,待肿胀基本消退后,开始做肩、肘关节活动,如小云手等,但应避免作前臂旋转活动。解除固定后,可做前臂旋转锻炼。

4.药物治疗

按骨折三期辨证用药。

(二)切开复位内固定

不稳定骨折和骨折断端间嵌有软组织手法整复困难者,应行切开复位,以钢板螺丝钉固定,必要时同时植以松质骨干于骨折周围。手术途径在桡骨中下段以采用前臂前外侧切口为宜,经桡侧腕伸肌、肱桡肌与指浅屈肌之间进入,此部位桡骨掌面较平坦,宜将钢板置入掌面。桡骨上 1/3 则宜选用背侧切口,经伸指总肌与桡侧腕短伸肌之间进入,钢板置于背侧。术后仍以长臂石膏固定较稳妥。

第八节　桡骨远端骨折

桡骨远端骨折是指距桡骨远端关节面 3 cm 以内的骨折,这个部分是松质骨和密质骨交界处,是解剖薄弱的区,较易发生骨折,桡骨远端骨折常见,约占全身骨折总数的 1/6。骨折无人种差异,双峰分布:5～14 岁关节内骨折,60～69 岁关节外骨折,男性∶女性=1∶4。

尺桡骨远端三柱理论认为桡侧柱为桡骨远端外侧半,包括舟骨窝和桡骨茎突,对于桡侧的腕骨具有支撑作用,一些稳定腕关节的韧带也起于此。中柱为桡骨远端的内侧半,包括关节面的月状窝(与月骨相关节)和乙状切迹(与尺骨远端相关节)。通常情况下负荷,来自月骨的负荷经由月骨窝传递到桡骨。尺侧柱包括尺骨远端、三角纤维软骨和下尺桡关节,承载来自尺侧腕骨以及下尺桡关节的负荷,具有稳定作用。

一、致伤机制

多为间接暴力引起。跌倒时，手部着地，暴力向上传导，发生桡骨远端骨折。多发于中、老年人，与骨质量下降因素有关。而年龄大于 60 岁的老年人常合并骨质疏松，因此桡骨远端骨折多继发于摔伤等低能量损伤，年轻患者则多继发于交通事故、运动损伤等高能量损伤。

二、临床表现

（1）外伤史明确。

（2）患者伤后出现腕关节疼痛、活动受限。骨折移位明显时，桡骨远端骨折可出现典型的"餐叉手""枪刺手"畸形。

（3）检查腕部肿胀，有明显压痛，腕关节活动明显受限，皮下可出现瘀斑，尺桡骨茎突关系异常，则提示桡骨远端骨折。如果腕部有骨擦音、异常活动，不要反复尝试诱发骨擦音，以免引起神经和血管损伤。

（4）腕部神经、血管肌腱损伤发生率不高，但需充分重视。骨折向掌侧移位可能导致正中神经、桡动脉等损伤。骨折向背侧移位可能导致伸肌腱卡压。

（5）注意患者的全身情况及其他合并伤。

三、检查

（一）X 线表现

评估桡骨远端损伤的首选检查。多数骨折、脱位、力线不良、静态不稳定等，都很容易从标准的 X 线检查鉴别。标准的前后位及侧位 X 线可测量出桡骨远端的掌倾角、尺偏角和桡骨高度等重要参数。

（二）CT 平扫及三维成像

可以明确骨折块的移位方向、角度，明确关节面的塌陷程度，发现隐蔽的腕骨骨折，特别是普通 X 线难以诊断的涉及舟骨窝、月骨窝的桡骨远端骨折，对于桡骨远端骨折的诊断起着重要作用，可以提高诊断的准确率。而且 CT 检查对于桡骨远端三柱理论的应用，尤其是传统 X 线检查容易疏漏的中间柱损伤，包括月骨关节面损伤的诊断具有重要意义。

（三）MRI

MRI 在桡骨远端骨折的应用中也不可替代。MRI 检查是评估桡腕骨间韧带撕裂、三角纤维软骨（TFCC）损伤、软骨损伤以及肌腱损伤的最准确评估手段。

此外,MRI还对于腕关节创伤性或非创伤性疼痛、炎症性疾病、腕骨骨折、缺血性坏死等伤病的诊断均起至关重要的作用。

四、骨折诊断与分类

(一)Melone 分类法(按冲模损伤机制)

1984 年 Melone 认为与 Neer 的肱骨近端骨折分型相似,根据桡骨远端的骨干、桡骨茎突、背侧中部关节面及掌侧中部关节面这四个部分的损伤情况,将桡骨远端骨折分为 5 型:这一分型较好体现了桡骨远端关节面的月骨窝完整状态。

Ⅰ型:关节内骨折,无移位或轻度粉碎性,复位后稳定。

Ⅱ型:内侧复合部呈整体明显移位,伴干骺端粉碎和不稳定(冲模骨折)。

ⅡA型:可复位。

ⅡB型:不可复位(中央嵌入骨折)。

Ⅲ型:同Ⅱ型,伴有桡骨干蝶形骨折。

Ⅳ型:关节面呈横向劈裂伴旋转,常见严重软组织及神经损伤。

Ⅴ型:爆裂骨折,常延伸至桡骨干。

(二)Cooney 分类法

Cooney 按 Gartland 和 Werley 分类法结合骨折发生于关节外或关节内、稳定或不稳定,将桡骨远端骨折分为 4 型。

Ⅰ型:关节外骨折,无移位。

Ⅱ型:关节外骨折,移位;ⅡA:可整复,稳定;ⅡB:可整复,不稳定;ⅡC:不能整复。

Ⅲ型:关节内骨折,无移位。

Ⅳ型:关节内骨折,移位;ⅣA:可整复,稳定;ⅣB:可整复,不稳定;ⅣC:不能整复;ⅣD:复杂性骨折。

(三)Frykman 分类法

1937 年 Frykman 根据桡骨远端骨折是关节内还是关节外、是否伴有尺骨茎突骨折将其分为 8 型。

Ⅰ型:关节外骨折。

Ⅱ型:关节外骨折伴尺骨茎突骨折。

Ⅲ型:桡腕关节受累。

Ⅳ型:桡腕关节受累伴尺骨茎突骨折。

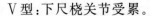

Ⅴ型：下尺桡关节受累。

Ⅵ型：下尺桡关节受累伴尺骨茎突骨折。

Ⅶ型：下尺桡、桡腕关节受累。

Ⅷ型：下尺桡、桡腕关节受累伴尺骨茎突骨折。

(四)Frykman分类

将桡腕关节和桡尺关节各自受累情况结合起来分类，其型数越高，骨折越复杂，功能恢复越困难。由于该分型缺乏显示骨折移位程度或方向、背侧粉碎程度及桡骨短缩，对预后并无帮助。

Fernandez(1993)分类法(按损伤机制)Fernandez提出基于力学特点的分类系统，以利于发现潜在的韧带损伤。

Ⅰ型：屈曲损伤，张应力引起干骺端屈曲型骨折(Colles和Smith骨折)，伴掌倾角丢失和桡骨短缩(DRUJ损伤)。

Ⅱ型：剪切损伤，引起下尺桡关节面骨折(Barton骨折、桡骨茎突骨折)。

Ⅲ型：压缩损伤，关节面压缩，不伴有明显的碎裂，包括有明显骨间韧带损伤的可能性。

Ⅳ型：撕脱损伤，由韧带附着引起的骨折(桡骨和尺骨茎突骨折)。

Ⅴ型：高能量所致Ⅰ～Ⅳ型骨折伴明显软组织复合伤。

(五)人名分类法

以人名命名的骨折目前仍在使用，但不能包含桡骨远端的各种骨折类型，且易引起混淆。

Colles骨折：最常见的骨折，桡骨远端、距关节面2.5 cm以内的骨折，伴远侧骨折断端向背侧移位和向掌倾成角。1814年由Abraham Colles详细描述，因此以他的名字命名为Colles骨折。骨折常涉及桡腕关节和下尺桡关节，常合并尺骨茎突骨折。

Smith骨折：1847年Smith首先详细描述了与Colles骨折不同特点的桡骨下端屈曲型骨折，又称为Smith骨折，也称反Colles骨折。

Barton骨折桡骨远端关节面骨折，常伴有脱位或半脱位，1938年由Barton首先描述，又称为Barton骨折。

Barton骨折与Colles骨折、Smith骨折的不同点在于脱位是最多见的。也有学者将Barton骨折归入Colles骨折，将反Barton骨折归入Smith骨折中的Thomas Ⅲ型。

(六)AO 分类、分型

桡骨远端骨折共分 A、B、C 三大类,每类有 3 个组,每组又分 3 个亚组。

关节外骨折 A 型,包括 A1 型:孤立的尺骨远端骨折;A2 型:桡骨远端骨折,无粉碎、无嵌插;A3 型:桡骨远端骨折,粉碎、嵌插。

简单关节内骨折 B 型,包括 B1 型:桡骨远端矢状面骨折;B2 型:桡骨远端背侧缘骨折;B3 型:桡骨远端掌侧缘骨折。

复杂关节内骨折 C 型,包括 C1 型:关节内简单骨折(2 块),无干骺端粉碎;C2 型:关节内简单骨折(2 块),合并干骺端粉碎;C3 型:粉碎的关节内骨折。

五、并发症

桡骨远端骨折可累及位于腕关节周围的正中神经、尺神经和桡神经感觉支,引起相应的症状,有时会引起反射性交感神经营养不良(Sudeck 骨萎缩)。部分患者可出现肌腱的原始或继发损伤,其中以伸拇长肌腱发生率最高。老年患者长时间外固定后可出现肩手综合征。晚期各种原因造成复位不良或复位后再移位未能纠正,常导致腕关节创伤性关节炎。

不稳定的桡骨远端骨折还常出现畸形愈合,如果影响腕关节活动并导致疼痛,则需要手术治疗。手术方法包括桡骨远端截骨楔形植骨矫形术、尺骨小头切除术、尺骨短缩术等。

六、治疗

(一)非手术治疗

手法复位外固定为主要的治疗方法。桡骨远端屈曲型骨折复位手法与伸直型骨折相反。由于复位后维持复位位置较困难,因此宜在前臂旋后位用长臂石膏屈肘 90°固定 5~6 周。复位后若极不稳定,外固定不能维持复位者,则需行切开复位接骨板或钢针内固定。

(二)手术治疗

对于复杂骨折类型且对功能要求较高的患者建议手术治疗。关节镜辅助复位＋外固定或内固定,切开复位内固定术。手术治疗的目的是恢复下尺桡关节的正常解剖关系,恢复桡骨下端关节面的完整性。

(三)手术适应证

严重粉碎性骨折,移位明显,桡骨远端关节面破坏;不稳定骨折:手法复位失败,或复位成功,外固定不能维持复位以及嵌插骨折,导致尺、桡骨远端关节面显著不平衡者。

(四)内固定手术方式的选择

钉板系统内固定术,于桡骨掌侧置入单接骨板或掌背两侧置入双板或三板(附加桡骨茎突的单独板钉固定)固定骨折,尤其对于 C3.2 型复杂的粉碎性骨折,单板虽然能固定干骺端的骨折,但缺少对关节骨块的有效把持,骨块易发生向板对侧的移位,掌背侧联合固定,通过对板加强了对关节骨块的固定。

有限切开、克氏针联合外固定支架固定术的指征:①开放的桡骨远端骨折。②极度粉碎,内固定无法达到稳定固定的骨折。③临时固定。

七、康复治疗

无论手法复位或切开复位,术后均应早期进行手指屈伸活动。保守治疗者外固定后,每 1～2 周需复查 X 线片了解骨折是否再发生移位。如果未再移位,则继续石膏外固定;如果出现移位,则需要再次手法复位或进行手术复位。4～6 周后可去除外固定后再复查 X 线片,逐渐开始腕关节活动。手术内固定稳妥者术后可不必再行外固定,早期进行腕关节的主动屈伸活动训练。骨折愈合后,桡骨远端因骨痂生长,或由于骨折对位不良,使桡骨背侧面变得不平滑,拇长伸肌腱在不平滑的骨面反复摩擦,导致慢性损伤,可发生自发性肌腱断裂,需作肌腱转移术修复。若骨折短缩畸形未能纠正,使尺骨长度相对增加,尺、桡下端关节面不平衡,常是后期腕关节疼痛及旋转障碍的原因,可做尺骨短缩术。

八、预后

功能评定四个 90°(旋前、旋后、伸腕、屈腕各达 90°)。一般病例预后较好,少数损伤较重且治疗不当而引起骨骺早期闭合者,数年后可出现尺骨长、桡骨短,手腕桡偏的曼德隆样畸形。此种畸形给患者带来不便和痛苦,可行尺骨茎突切除术矫正。

第九节 腕骨骨折

腕骨骨折是腕部损伤中最为常见的一种形式,它可发生于某一单独腕骨,也可同时发生于多块腕骨,甚至合并有腕部关节的脱位或韧带等软组织的损伤。

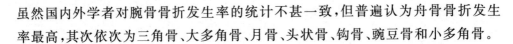

虽然国内外学者对腕骨骨折发生率的统计不甚一致,但普遍认为舟骨骨折发生率最高,其次依次为三角骨、大多角骨、月骨、头状骨、钩骨、豌豆骨和小多角骨。

一、舟骨骨折

在腕骨骨折中,以舟骨骨折最为多见,占身骨折的 2%～7%,腕骨骨折的 70%左右。由于舟骨血供特点和在腕骨排列中独特的解剖位置与功能,以及目前诊断技术、治疗方法的不规范,在临床诊断和治疗上国内尚存在很多问题,如新鲜舟骨骨折的漏诊率高和晚期舟骨骨折不连、骨坏死及多并发腕关节不稳定等,导致临床治疗的困难和治疗时间过长,常遗留腕关节的疼痛和不同程度的腕关节功能丧失,甚至发生创伤性关节炎,是临床亟待解决的重要课题。

(一)损伤机制

舟骨是近排腕骨之一,但排列于远近两排腕骨间,在功能解剖上发挥桥接作用,控制和协调桡腕和腕中关节的运动。因此,在腕关节外伤时易发生骨折。舟骨骨折多为间接暴力所致,因体育运动或交通事故等造成腕关节的非生理性过伸及内收(尺偏),舟骨背伸,舟月间韧带断裂,舟骨呈水平位嵌于桡骨茎突与大、小多角骨之间,受嵌压应力和桡骨茎突背侧缘的挤压应力而发生骨折。由于舟骨中部细小,对暴力抗折性小,所以舟骨骨折以腰部最为多见,占 70%,结节部及近端骨折相对少见,分别占 15%。

(二)分类

舟骨骨折的分类应以治疗为目的,从而决定不同的手术适应证。一般根据部位、时间、骨折线的走行和骨折的稳定性进行分类,而目前国外的 Herbert 分类法则是依据以上因素制订而成,更具有临床的实用性。

(1)按部位分为结节部、腰部和近端骨折。

(2)按时间分为新鲜、陈旧性骨折和骨不连。

(3)按骨折线分为水平型、横形、垂直型、撕脱型和粉碎性骨折。

(4)按骨折的稳定性分为稳定型和不稳定型骨折。稳定型骨折:包括舟骨结节部、腰部和近端的横行骨折,并且无移位,可保守治疗。不稳定型骨折包括:①4 种不同体位的 X 线片(腕关节正位、侧位、旋前 45°位和舟骨轴位)示有骨皮质的不连续,且骨折端移位≥1 mm。②近 1/3 部的骨折。③伴有中间体或镶嵌体背伸不稳定(DISI)的骨折,在侧位 X 线片上桡月角大于健侧10°。④腕高指数较健侧降低 0.03 以上的骨折。⑤舟骨长度较健侧缩短 1 mm 以上的骨折。⑥有游离骨折块或粉碎性骨折。⑦纵形骨折。⑧骨不连。⑨伴有月骨周围脱位的骨

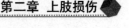

折。这些骨折有移位或骨不连,稳定性差,难以手法整复和外固定,必须手术治疗。

(三)诊断

早期正确的诊断,取决于以下几个方面:①理学检查方法的改善和开发。②X线摄影方法的改进和计测等的进展。③CT、MRI、骨扫描、腕关节镜和关节造影等先进诊断技术的应用。

1.临床表现

(1)鼻烟窝的肿胀、疼痛和压痛是新鲜舟骨骨折最典型的症状和体征。由于鼻烟窝的底为舟骨腰部,此体征较特异,可同时伴有舟骨结节的压痛但在陈旧性骨折病例,该体征往往不典型,新鲜骨折亦有体征轻微者,应双侧对比检查,以免漏诊。

(2)舟骨的纵向叩痛:沿第1、第2掌骨的纵向叩痛是诊断新鲜舟骨骨折的又一特有体征。其优点是在腕关节石膏托外固定后仍可检查,但陈旧性骨折多表现阴性。

(3)腕关节功能障碍:以桡偏和掌屈受限为主,是新鲜舟骨骨折的非特异体征。

(4)舟骨漂浮实验(Watson试验):用于诊断不稳定型舟骨骨折和舟月分离症。将患者腕关节被动的尺偏,检查者用一只手握住患者手掌被动使腕关节桡偏。正常时检查者拇指可明显感觉到舟骨结节向掌侧突出,似有压迫拇指的感觉;异常时无此感觉,而产生剧烈的疼痛或弹响。

2.辅助检查

(1)X线检查:现常规采用4个体位摄影:腕关节正位、侧位、旋前45°斜位和舟骨轴位像。为了提高腕关节X线片的再现性和诊断的准确率,应采用由Palmer和Epner所提倡的标准正侧位像,即在肩外展90°、肘关节屈曲90°、腕伸直、手掌触片时进行正位拍摄,在肩关节0°位、肘屈90°、前臂中立位拍摄侧位。旋前45°斜位像和舟骨轴位像,可最大限度显示舟骨轴长,便于观察有无骨折,判断其与周围腕骨的关系。①正位:两侧对比判断舟骨的形状是否有短缩,有无骨折线、骨吸收、骨硬化,舟月间隙的大小和近排腕骨弧形连线有无异常。舟骨骨折可见到骨折线和舟骨的短缩。舟月分离时,可见舟月间隙超过3 mm和舟、月骨近端连线出现段差。②侧位:观察舟骨有无骨折、移位、驼背畸形和DISI。在侧位像,舟骨与月骨、三角骨和头状骨相重叠,判断舟骨骨折较困难,应在熟悉正常X线片后两侧对比阅读。在合并DISI时,可见月骨与舟骨近侧骨折背伸,舟骨结节则掌屈,向背侧成角畸形,测量桡月角在 0°以下,舟月角在 70°以上。③旋前 45°斜位像:矫正了舟骨生理性的向掌侧 45°、向桡侧 30°的倾斜角,最大限度地展现舟骨全长,可清除重叠所致的骨折线不清。④舟骨轴位像:通过腕关节背伸和尺偏,以矫正舟骨在正位像向下、前、外的倾斜角,较大程度显示舟骨的轴长,同时可避免腕骨的重叠,以利观察骨折线及判断有无移位。

在 X 线诊断上,只要能正确而熟练的阅片,上述 4 种体位可诊断 97%的舟骨骨折。对疑有而 X 线片不明确的,应在 3～4 周后重复拍片,可因骨折端骨质坏死吸收、骨萎缩而间距增大,而显示清晰的骨折线,以明确诊断。

(2)腕关节造影:通过腕关节造影,可直接观察舟骨骨折的骨折线及有无连接,软骨有无损伤,舟骨与其他腕骨间韧带是否断裂,是否有滑膜炎及其程度与范围等。

(3)腕关节镜:在镜下可直接观察舟骨的骨折线,是否移位和缺损,关节软骨及骨间韧带有无损伤等,是一有价值的诊断方法。

(4)CT:由于 CT 能得到腕关节的不同横断面图像,对于舟骨骨折、移位和骨不连是一种有决定意义的诊断方法,在国外已作为常规进行的术前、术后检查。CT 的最大优点是可在横断面观察舟骨,观察范围广,1 mm 的骨折线或骨分离均可有良好的图像显示,并可沿舟骨长轴做横断像观察。

(5)MRI:MRI 对腕骨的缺血性变化显示了非常敏感的反应,这种性质对舟骨骨折、骨坏死的临床诊断是非常有用的。在 T_1 加权像骨折线表现为低信号区,舟骨的缺血性改变亦为低信号区。而在 T_2 加权像远位骨折端表现为高信号时,表示为骨折的愈合期;近位骨折端的低信号表示骨的缺血性改变;点状信号存在于等信号区域表示缺血性改变有明显恢复。这些变化突破了 X 线诊断的界限,对舟骨骨折的早期诊断和骨折的转归判定有重要意义。

虽然目前在舟骨骨折的辅助诊断上主要依据 X 线片,但应用腕关节镜、CT,MRI 等先进的诊断技术,可提高舟骨骨折的早期诊断率,对判定预后、防止漏诊和并发症的发生有重要意义。

(四)治疗

1.新鲜无移位的舟骨骨折的治疗

对于新鲜无移位的舟骨骨折,采取石膏外固定的治疗。只要固定可靠,时间充足,骨折基本都可以愈合。对此,国内、外学者达成共识,但对于石膏外固定的类型、固定的长度与时间、体位以及有无必要固定腕关节以外的其他关节,意见不一。

2.不稳定舟骨骨折的治疗

新鲜舟骨骨折保守治疗发生骨不连的概率是比较高的,Dias 对 82 例患者随访,发生率是 12.3%;Herbert 报道骨不连发生率是 50%,其主要原因是骨折的移位、DISI 等不稳定骨折的存在。因此,对舟骨不稳定型骨折、晚期的骨不连和骨坏死均采用手术治疗。治疗方法大致有以下几种。

(1)单纯切复位内固定:如克氏针、螺钉、骨栓内固定等,适于新鲜的不稳定骨折。

(2)内固定加游离骨移植技术:用于治疗骨不连。

(3)带蒂骨瓣移植术:适用于晚期的骨延迟愈合、骨不连和近侧骨折端的缺血性坏死。

(4)桡骨茎突切除术:适于腰部骨折,切除桡骨茎突的 1/4 左右,以消除腰部的剪力。

(5)加压螺栓(Herbert 螺钉)内固定术:1984 年,由 Herbert 和 Fisher 首先报道,螺栓前后带有螺纹,材料选用钛合金。头端螺纹的螺距较宽,而尾端螺纹的螺距较窄。此方法具有内固定确切可靠、对骨折端有加压作用、可矫正舟骨骨折的畸形和移位等优点,从而促进骨折愈合,缩短治疗时间,有利于早期恢复功能和工作,临床治愈率达 90% 以上。近 10 余年来在国外推广应用,已成为舟骨骨折的主要治疗手段。

二、月骨骨折

月骨骨折在腕骨中较为少见,这与月骨的解剖特点、位置、功能密切相关。月骨位于由桡骨、月骨和头状骨组成的关节链的中央,在协调腕关节运动和维持腕关节稳定上,均起到重要的作用,其活动度及所承受的剪力均很大。由于约有 20% 的月骨是单一由掌侧或背侧供血的,这类单侧主干型供血的月骨,易发生骨折后的缺血坏死。

(一)损伤机制

月骨骨折可来自外力的直接打击,造成月骨的纵形劈裂、碎裂或部分骨小梁断裂。但多数患者为间接外力所致,均有腕关节过度背伸的外伤史,如滑倒坠落时以手掌支撑地面等。腕关节过度背伸的过程中,头状骨与月骨发生撞击,而发生月骨冠状面横断骨折,骨折线多位于月骨体的掌侧半。在负向尺骨变异时,月骨内、外侧面受力不均匀,而出现矢状面骨折。腕关节的过度屈伸时,起止于月骨的韧带受到紧张牵拉,易发生月骨的掌、背侧极撕脱骨折。月骨背侧极骨折,

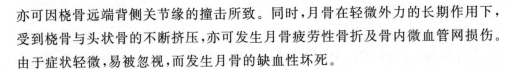

亦可因桡骨远端背侧关节缘的撞击所致。同时,月骨在轻微外力的长期作用下,受到桡骨与头状骨的不断挤压,亦可发生月骨疲劳性骨折及骨内微血管网损伤。由于症状轻微,易被忽视,而发生月骨的缺血性坏死。

(二)临床表现

患者均有明显的腕部外伤史。腕部疼痛、月骨区有明显的肿胀、压痛,腕关节屈伸运动受限,甚至影响手指的屈伸运动。疲劳骨折多无外伤史,而且症状轻微。

(三)辅助检查

1.X 线片

正、侧位像均可见断裂的骨小梁和骨折线。侧位像因月骨和其他腕骨的重叠、有时难于诊断,需要加摄断层片。

2.CT

尤其是三维重建 CT,可以观察到月骨的 3 个断面,有利于明确诊断。

3.MRI

对月骨骨折后发生的缺血性坏死可早期诊断。

(四)治疗

月骨骨折可用短拇人字管型石膏外固定 4～6 周,掌侧极骨折固定腕关节于屈曲位,背侧极骨折固定在腕背伸位,无移位的月骨体骨折固定在功能位。有移位的月骨体骨折应切开复位、克氏针内固定、在骨折固定期间应定期复查断层 X 线片或 CT,判断有无缺血性坏死的发生,以便及时更改治疗方案,月骨背侧极骨折可发生骨不愈合,而出现持续性腕部疼痛,将骨折片切除后,可缓解症状。

三、三角骨骨折

三角骨骨折是继舟骨骨折之后最常见的腕骨骨折,多合并有其他腕关节损伤。三角骨是腕关节中韧带附着最多的腕骨,在维持腕关节稳定与功能及传递轴向外力时具有重要作用。

(一)损伤机制

三角骨骨折多发生于腕关节过度背伸、尺偏和旋前位时遭受暴力所致,为月骨周围进行性不稳定的1期表现。远侧骨折段与月骨周围的腕骨一起向背侧移位,近侧段与月骨的对应关系不变,称经三角骨月骨周围性脱位。在腕关节过伸和尺偏时,可发生钩骨或尺骨茎突与三角骨撞击,导致三角骨背侧部骨折,或因韧带牵拉导致三角骨掌、背侧的撕脱骨折。直接暴力亦可导致三角骨体部的骨折。

(二)临床表现与诊断

(1)临床上患者多表现为腕关节尺侧半肿胀、疼痛、压痛,伴有挤压痛,腕关节运动明显障碍。

(2)X线片:腕关节正位像可清晰见到三角骨的骨折线和其与周围腕骨的关系;侧位像可明确背侧皮质骨折;旋后30°斜位像,可观察到三角骨掌侧面骨折线及与豌豆骨的对应关系,有无脱位。

(3)CT对临床症状明显、疑有三角骨骨折而普通X线片无异常时,可行CT或断层检查,以消除其他腕骨遮盖效应的影响,进一步明确诊断。

(三)治疗

无移位的横断骨折,可采用短拇人字管型石膏外固定4～6周即可。并发移位或脱位的骨折,先行手法复位、石膏外固定,手法复位失败者可行切开复位内固定。撕脱骨折虽常有骨不愈合的发生,但只要无不适可不需特殊处理;如有症状可行撕脱骨折片切除术,同时修补损伤的韧带。

四、豌豆骨骨折

豌豆骨是8块腕骨中最小的一块,多被认为是一个籽骨,骨折的发生率并不少见。豌豆骨位于三角骨的掌侧,与三角骨构成豆三角关节,也是尺侧腕屈肌的止点,参与腕关节的屈伸运动。同时豌豆骨又与远排腕骨的钩骨钩构成腕尺管,是尺神经和尺动、静脉的通道。

(一)损伤机制

直接暴力是骨折的主要原因,是滑倒、坠落时腕关节呈背伸位,豌豆骨直接触地所致,分为线状和粉碎性骨折。多有腕部复合性损伤;如腕关节的突然强力背伸,尺侧腕屈肌会剧烈收缩以抗衡暴力作用,维持关节稳定,这种间接暴力可致豌豆骨的撕脱骨折。直接或间接暴力均可致豆三角关节发生脱位或半脱位。

(二)临床表现与诊断

1.临床表现

腕尺侧部疼痛、肿胀,豌豆骨处压痛明显,伴有屈腕功能障碍和牵拉痛。有时出现尺神经卡压症状,如环、小指的刺痛及感觉过敏等。

2.辅助检查

在旋后30°斜位像和腕管切位像,可清晰显示骨折线,亦可判断豌豆骨与三角骨的对应关系。同时腕关节正、侧位像可明确腕关节有无并发损伤。腕关节中立位时,豆三角关节间隙正常宽 2～4 mm,豌豆骨与三角骨关节面近乎平行,其夹角小于 15°。若怀疑豆三角关节半脱位,应做双腕对比检查,患侧可见豆三角间隙大于 4 mm;豆三角关节面不平行,夹角大于 20°;豌豆骨远侧部或近侧部与三角骨重叠区超过关节面的 15%。

(三)治疗

用石膏托将腕关节固定在微屈曲位 4～5 周,以减少尺侧腕屈肌对骨折端的牵拉,直至骨折愈合。对少数骨折未愈合,遗留有局部疼痛和压痛,影响腕关节功能或骨折畸形愈合,合并有尺神经刺激症状者,可切除豌豆骨,但必须仔细修复软组织结构,重建尺侧腕屈肌腱的止点。4 周后开始功能练习。

五、大多角骨骨折

大多角骨介于舟骨与第 1 掌骨之间,在轴向压力的传导上具有重要作用,分别与舟骨、小多角骨构成关节,尤以第 1 腕掌关节的鞍状关节至关重要,具有双轴运动,为完善拇指的重要功能奠定了解剖学基础。

(一)损伤机制

拇指遭受外力时,轴向暴力经第 1 掌骨向近侧直接撞击大多角骨而发生体部骨折。间接暴力亦可迫使腕关节背伸和桡偏,大多角骨在第 1 掌骨和桡骨茎突下发生骨折。结节部骨折既可来自直接暴力,如腕背伸滑倒,大多角骨与地面直接撞击所致;又可来自间接暴力,如腕屈肌支持带的强力牵拉等。

(二)临床表现与诊断

1.临床表现

临床上多表现为腕桡侧疼痛和压痛,纵向挤压拇指可诱发骨折处疼痛。

2.辅助检查

(1)X 线片:腕关节正位、斜位、腕管位平片检查可见骨折线存在。

(2)CT:对结节部骨折可明确诊断。

(三)治疗

对无移位的体部和结节部骨折,用短拇人字管型石膏外固定 4～6 周。对移位的体部骨折,可行切开复位、克氏针内固定,以恢复鞍状关节面的光滑和平整;有明显移位的结节部骨折,应做骨折块切除,以避免诱发腕管综合征。

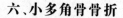

六、小多角骨骨折

小多角骨体积小,四周有其他骨骼保护,内外介于大多角骨和头状骨之间,远近介于舟骨与第2掌骨之间。又因其位置隐蔽,与其他腕骨相比,鲜有骨折发生。并且小多角骨是远排腕骨中唯一与单一掌骨底形成关节的腕骨,由第2掌骨传递的轴向压力经小多角骨传向舟骨。由于其掌侧面狭窄、背侧面宽阔,轴向压力下易发生背侧脱位。

(一)损伤机制

小多角骨骨折极少发生,多并发第2、3掌骨基底骨折或脱位。在轴向暴力作用下,第2掌骨向近侧移位并与小多角骨相互撞击,导致骨折或小多角骨背侧脱位。陈旧性小多角骨脱位,因合并附着韧带及滋养动脉的撕裂,易发生缺血性坏死。

(二)临床表现与诊断

1.临床表现

临床上患者多有腕背小多角骨处的肿胀、疼痛和压痛,腕关节运动有轻度障碍,伴有活动痛。如骨折块向掌侧移位,可诱发腕管综合征。

2.辅助检查

X线片上通常可显示骨折线的存在,对可疑的骨折可通过CT明确诊断。

(三)治疗

无移位的小多角骨骨折采用石膏外固定4~6周。对有骨折移位或并发第2、3掌骨底骨折、脱位的小多角骨骨折,需切开复位、克氏针内固定,必要时作植骨、第2腕掌关节融合,以求得到一个稳定和无症状的第2腕掌关节。

七、头状骨骨折

头状骨骨折可单独发生,亦可与其他结构损伤同时存在。由于头状骨头部无滋养动脉进入,其血供来源与舟骨近端相似,由该骨体部的滋养动脉逆行分支供血。因此,头状骨头部和颈部的骨折,易损伤此逆行供血系统,一旦治疗不当,可造成头状骨骨折不愈合或头部的缺血坏死,而导致腕关节运动障碍。

(一)损伤机制

腕关节在掌屈位时,外力直接作用于头状骨,可造成头状骨体部的横折或粉碎性骨折;间接暴力多发生在腕关节桡侧损伤、舟月分离或舟骨骨折后,系腕关节过度背伸、头状骨与桡骨远端关节面背侧缘相互撞击的结果,多见于颈部骨折。骨折后的腕关节继续背伸，可导致骨折远、近侧段分离，无韧带附着的近侧段相对于远侧段约呈 90°的旋转移位。暴力作用消失后，腕关节由过度背伸恢复到自然状态下的屈、伸体位，会加剧近侧端的旋转，使之呈 180°旋转移位。因此间接暴力所致头状骨颈部骨折为不稳定型骨折，且移位的近侧端（头部）易发生缺血性坏死。

(二)临床表现与诊断

(1)临床上表现为头状骨背侧疼痛、肿胀及压痛，腕关节功能受限，伴有活动痛、畸形、异常活动及骨擦音不明显。

(2)常规腕关节正侧位 X 线片上可清晰显示骨折线和骨折端的移位。少数无移位的骨折 X 线平片难以显示，需通过 CT 确诊。

(三)治疗

治疗单纯无移位的骨折可采用石膏外固定 6 周。有移位的新鲜骨折，需切开复位、克氏针内固定；有移位的陈旧性骨折，在切开复位的同时，需切取桡骨瓣游离植骨。骨折近侧端（头部）发生缺血性坏死或创伤性关节炎时，可切除头部，做腕中关节融合术。

八、钩骨骨折

钩骨呈楔形，介于头状骨与三角骨之间，分别与之构成有关，有坚强的骨间韧带相连。钩骨钩介于腕管与腕尺管之间，分别有腕横韧带、豆钩韧带及小鱼际肌附着，钩的桡侧是屈肌腱，尺侧是尺神经血管束，尺神经深支绕过钩的底部进入掌深间隙，因此钩骨钩一旦骨折、移位，易造成屈肌腱断裂和尺神经卡压。由于钩骨供血来源多样，供血充分，骨内供血多极化，故不易发生缺血性坏死。

(一)损伤机制

钩骨体部骨折多见间接暴力，偶尔由直接暴力所致，可分为远侧部和近侧部骨折两类，以远侧部骨折较多见。钩骨钩骨折多见于运动性损伤，直接暴力可发生于球拍对钩骨钩的撞击，而导致钩骨钩基底的骨折。间接暴力为腕关节过度背伸时，腕横韧带和豆钩韧带对钩骨钩的牵拉所致钩骨钩尖端的骨折。

(二)临床表现与诊断

1.临床表现

腕掌尺侧肿痛，握拳时加重，局部深压痛明显，将小指外展时疼痛加重。钩骨钩骨折时压痛明显，并有轻度异常活动。有 50% 以上患者可出现腕尺管综合征。陈旧性钩骨钩骨折,亦可出现环、小指屈肌腱自发性断裂。骨折移位及环、小指腕掌关节背侧脱位可导致腕关节尺背侧隆凸畸形、局部肿胀和压痛。

2.X 线片

钩骨体部骨折拍摄腕关节正位平片即可明确诊断。但钩骨钩骨折在腕关节正侧位 X 线片上难于诊断,需采用特殊体位摄影。

3.CT

通过观察腕骨的不同横截面,可直接显示出钩骨钩骨折的部位及移位程度。因此,在临床上怀疑钩骨钩骨折而单纯 X 线不能明确诊断时,应常规做 CT 检查。特别是三维 CT 可消除重叠腕骨的影响,从立体上判断骨折移位的方向性,因而具有很高的诊断价值。

(三)治疗

(1)无移位的钩骨体部骨折,因其较稳定,也无并发症,采用石膏托外固定4～6 周即可。

(2)体部骨折有移位或并发腕掌关节脱位,早期可行切开复位,克氏针内固定,晚期则在复位后做腕掌关节融合术,以消除持续存在的疼痛等症状。钩骨钩骨折对手的功能影响较大,并发症多,骨折片较小并且垂直于手掌,很难复位和外固定,因此一旦确诊,即应手术治疗,可行切开复位、克氏针内固定或钩骨钩切除术。前者因内固定较困难,易并发尺神经卡压和屈肌腱损伤,而较少应用,后者手术操作简单,不破坏腕关节的稳定,术后无并发症,腕关节功能得以迅速恢复。术中应修复钩骨钩骨折断面、豆钩韧带,将腕横韧带的止点与骨膜一起缝合。合并尺神经卡压时应同时行尺神经松解术,屈肌肌腱断裂时也应修复。

第三章

骨 盆 损 伤

第一节 骨盆骨折

一、骨盆的生物力学

骨盆为一个纯环形结构。很明显,如果环在一处骨折并且有移位,在环的另一侧肯定存在骨折或脱位。前方骨盆骨折可以是耻骨联合和单侧或双侧耻骨支骨折。

(一)骨盆的稳定

骨盆的稳定可以被定义为在生理条件下的力作用于骨盆上而无明显的移位。很明显,骨盆的稳定不仅依赖于骨结构,而且也依赖于坚强的韧带结构将3块骨盆骨连接在一起,即2块无名骨、1块骶骨。如果切除这些韧带结构,骨盆会分为3部分。

骨盆环的稳定依赖于后骶髂负重复合的完整(图 3-1)。后部主要的韧带是骶髂韧带、骶结节韧带和骶棘韧带。

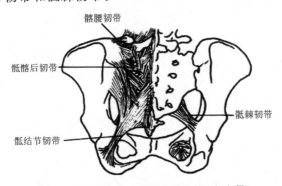

图 3-1 骨盆环后方主要稳定结构(张力带)

复杂的骶髂后韧带复合是非常巧妙的生物力学结构,它可承受从脊柱到下肢的负重力的传导。韧带在骨盆后部稳定中扮演了重要的角色,因为骶骨在拱形中并不形成拱顶石的形状,它的形状恰恰相反。因此,骶髂后骨间韧带为人体中最坚固的韧带以维持骶骨在骨盆环中的正常位置。同样,髂腰韧带连接 L_5 的横突到髂棘和骶髂骨间韧带的纤维横形交织在一起,进一步加强了悬吊机制。骶髂后复合韧带如同一个吊桥的绳索稳定骶骨。

粗大的骶棘韧带从骶骨的外缘横形止于坐骨棘,控制骨盆环的外旋。骶结节韧带大部分起于骶髂后复合到骶棘韧带和延伸至坐骨结节。这个粗大韧带在垂直面走行,控制作用于半骨盆的垂直剪力。因此,骶棘韧带和骶结节韧带相互成 90°,很好地控制了作用于骨盆上的 2 种主要外力,即外旋外力和垂直外力,并以此种方式加强骶髂后韧带。

骶髂前韧带扁平、粗大,虽然没有骶髂后韧带强大,但可控制骨盆环外旋与剪力。

(二)致伤外力作用在骨盆上的类型

作用在骨盆上的大部分暴力为外旋、内旋(侧方挤压)和在垂直水平上的剪力。

1.外旋

外旋暴力常常由于暴力直接作用在髂后上棘致单髋或双髋强力外旋造成,并引起"开书型"损伤,即耻骨联合分离。如外力进一步延伸,骶棘韧带与骶髂关节前韧带可以损伤(图 3-2、图 3-3)。

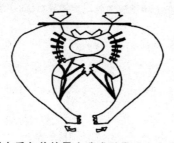

图 3-2　骨盆受到由后向前的暴力造成耻骨联合分离的"开书"样损伤

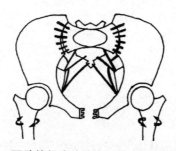

图 3-3　下肢的极度外旋也可造成"开书"样损伤

2.内旋(侧方挤压)

内旋外力或外侧挤压力可由暴力直接作用在髂嵴上而产生,常常造成半骨盆向上旋转或所谓"桶柄"骨折,或外力通过股骨头,产生同侧损伤(图 3-4、图 3-5)。

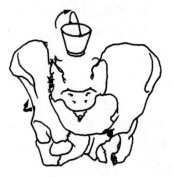

图 3-4　骨盆骨折"桶柄"样损伤

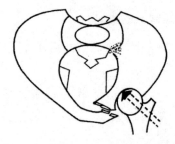

图 3-5　侧方暴力作用在大转子造成髋臼前柱骨折,同侧骶髂后复合也受到损伤

3.在垂直水平上的剪力

在垂直平面上的剪力通过后骶髂复合骨小梁,而侧方挤压力引起松质骨嵌压,通常韧带结构保持完整,此种情况在侧方挤压型骨折中由于注重耻骨支的骨折,较易使骶骨压缩性骨折漏诊(图 3-6)。剪式应力可造成骨的明显移位和广泛软组织结构移位(图 3-7)。这个力持续作用于骨盆,超出了软组织的屈服强度,可产生前后移位的骨盆环不稳定。

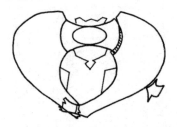

图 3-6　侧方暴力作用在髂嵴造成患侧半骨盆内旋,使骶骨压缩骨折和耻骨支骨折

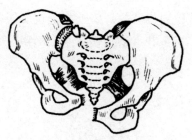

图 3-7　垂直剪力造成的半骨盆移位

二、骨盆骨折分类

骨盆骨折可分为：稳定型、不稳定型和其他型。其他型又分为复杂类型骨折、合并髋臼骨折以及前弓完整的骶髂关节脱位。

不稳定的定义为骶髂关节和耻骨联合的活动超出了生理的活动范围，即后骶髂复合由于骨和韧带的移位所造成的不稳定。不稳定损伤有 2 种：其一为外旋外力造成的开书型或前后挤压型损伤；其二为内旋外力造成的侧方挤压型损伤。应牢记外旋外力造成的开书型损伤在外旋位是不稳定的，而侧方挤压型损伤在内旋时是不稳定的。但两者在垂直平面上是稳定的，除非存在剪式应力将后侧韧带结构撕裂。同样，任何超过软组织屈服强度的外力都会造成骨盆的不稳定。

Tile 骨盆骨折分型如下。

(一)骨盆环稳定型骨折

此种骨折多为低能量骨折。例如，髂前上棘和坐骨结节撕脱骨折，因骨盆环完整，称为骨盆环稳定型骨折。

(二)骨盆环部分稳定型骨折

1.开书型骨折(前后挤压型骨折)

外旋外力作用于骨盆造成耻骨联合分离，但是前部损伤亦可使耻骨联合附近的撕脱骨折或者通过耻骨支的骨折。它们分为 3 个阶段。

(1)第一阶段：耻骨联合分离＜2.5 cm，可保持骨盆环的稳定。这种情况与妇女生产时不同，骶棘韧带和骶髂前韧带完整(图 3-8)。因此，CT 扫描无骶髂关节前侧张开。

(2)第二阶段：外旋外力到达极限，后部髂骨棘顶在骶骨上。在这种特殊情况下，骶棘韧带和骶髂前韧带断裂，骶髂后韧带完整(图 3-9)。因此，外旋时此种损伤是不稳定的，但只要外力不持续下去而不超过骶髂后韧带的屈服强度，通过内旋可使稳定性恢复。要充分认识到持续的外旋外力超过骶髂后韧带的屈服强度可导致完全的半骨盆分离。这不再是开书型损伤而是最不稳定的骨折(图 3-10)。

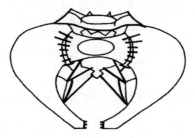

图 3-8　第一阶段开书型骨折

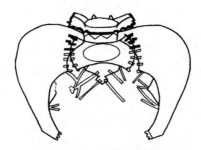

图 3-9　第二阶段开书型骨折

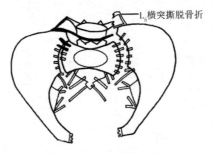

图 3-10　半骨盆分离

如果暴力继续加大,骶髂后韧带断裂,整个半骨
盆失去稳定,此时在 X 线上可见 L_5 横突骨折

(3)第三阶段:耻骨联合分离并波及骨盆内软组织损伤,例如,阴道、尿道、膀胱和直肠。

2.侧方挤压骨折

根据损伤位置的前和后,侧方挤压损伤有几种类型。前或后部损伤可以在同侧(Ⅰ型),或者对侧,产生所谓"桶柄"型损伤(Ⅱ型)。"桶柄"型损伤有 2 种类型:前后相对的损伤或四柱或骑跨骨折,即双耻坐骨支均骨折。

Ⅰ型:同侧损伤。

(1)双支骨折:内旋暴力作用在髂骨或直接外力撞击大转子可造成典型的半骨盆外侧挤压或内旋骨折。上下支均骨折在骶髂关节前可造成挤压,通常骶骨后部韧带结构完整。在暴力的作用下,整个半骨盆可挤压到对侧,造成骨盆内膀胱和血管撕裂。组织的回弹可使检查者误诊,因为在X线上骨折无明显移位。

(2)耻骨联合交锁:这种少见的损伤是同侧侧方挤压类型的一种形式。当半骨盆内旋时,耻骨联合分离和交锁,使复位极为困难(图3-11)。

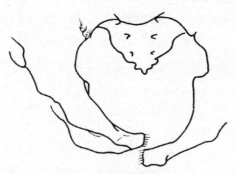

图3-11 耻骨联合交锁

在侧方挤压暴力下发生少见的耻骨联合交锁伴后方挤压,复位困难

(3)不典型类型:在年轻妇女中常常可见到不典型的外侧挤压型损伤。当半骨盆向内移动发生耻骨联合分离和耻骨支骨折,常常波及髋臼前柱的近端。暴力继续使半骨盆内旋,耻骨上支可向下内移位进入会阴(图3-12)。此种损伤实际上是骨盆的开放性损伤,临床上极易漏诊。

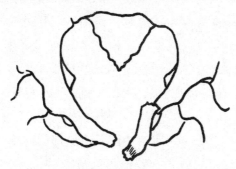

图3-12 侧方挤压造成耻骨上支的骨折

年轻妇女常见,有时耻骨支刺破阴道造成骨盆开放骨折,临床上较易漏诊

Ⅱ型:桶柄型损伤。桶柄型损伤通常由直接暴力作用在骨盆上造成。前部骨折后常常伴对侧后部损伤或全部前侧四支骨折,亦可存在耻骨联合分离伴两

支骨折。这种损伤有其特殊的特征,患侧半骨盆向前上旋转,如同桶柄一样。因此,即使后部结构相对完整,患者会存在双腿长度的差异。通常后侧结构嵌插,在查体时很易察觉畸形。在复位这种骨折时需要纠正旋转而不是单纯在垂直面上的牵引。

随着持续内旋,后侧结构受损,产生某些不稳定。但前方的骶髂嵌插通常很稳定,使复位极为困难。

3.完全不稳定型骨折

不稳定型骨折意味着骨盆床的断裂,其中包括后侧结构以及骶棘韧带和骶结节韧带。此种损伤可为单侧,波及一侧后骶髂复合或可为双侧都受累。X线显示 L_5 椎体横突撕脱骨折或骶棘韧带附着点撕脱骨折。CT可进一步证实这种损伤。为明确诊断,建议所有病例都应用CT检查。

三、临床表现

骨盆环损伤的物理检查是非常重要的,无论是在急诊室或手术室,其基本判断是相同的。视诊可了解出血的情况,例如,腹股沟和臀部的挫伤及肿胀说明存在非常严重的损伤,其下方有出血。阴囊出血常伴前环的损伤。骨盆的触诊可揭示较大的出血或骨折脱位区域的损伤。骨盆骨折的潜行剥脱,Morel-Lavallee损伤(大转子部软组织损伤)在损伤初期并不明确,但随时间延长可变明显。骨盆前环损伤要高度怀疑尿道损伤。

在潜在骨盆环损伤患者的初诊,首先要证实潜在的不稳定和畸形。诊断骨性的稳定要用双手按两侧髂棘给予内旋、外旋、向上及向下的应力,任何超量的活动均视为异常。患者清醒时由于疼痛检查时非常困难,最好在麻醉下或镇静剂下检查。一旦检查证实骨盆环存在不稳定,禁忌重复检查,因为反复检查可造成进一步出血。存在半骨盆不稳定而有活动性出血的患者,需尽快手术使其达到稳定,对清醒患者耻骨联合与骶髂关节的触诊可证实其真实损伤。同时还要检查畸形情况,包括肢体的长度差异和双侧髋关节旋转不对称。

不要漏诊开放的骨盆骨折。重视会阴及直肠部的软组织检查以及骨盆后部的软组织缺损。对不稳定型损伤推荐使用肛镜,对妇女有移位的前环损伤有必要使用阴道镜检查。骨盆的开放骨折有很高的致残率和死亡率,早期积极治疗,即刻清创,稳定骨盆及开腹探查是治疗的基本原则。

APC-Ⅲ型损伤、垂直剪力、LC-Ⅲ型损伤为高能量损伤,常伴有其他脏器的损伤,75%的患者存在潜在出血,腹部损伤发生率达25%,腰丛损伤达8%~

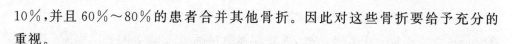

10%，并且 60%～80% 的患者合并其他骨折。因此对这些骨折要给予充分的重视。

波及骨盆带结构的骨折通常由交通事故或高处坠落伤所致。尽管这些损伤较少见，但其致残率和死亡率很高。由于骨盆骨折的临床体征不明显，所以 X 线诊断相当重要。X 线诊断包括平片和 CT，其他辅助技术如血管造影、膀胱造影、骨扫描及 MRI 等可用于判断伴随的软组织损伤及骨盆内器官的损伤。

作为全面了解骨盆损伤的正位 X 线片在急诊复苏时常用。然而单独依靠正位 X 线片可造成错误判断，因为骨盆的前后移位不能从正位 X 线片上识别。一个重要的解剖特点是在仰卧位骨盆与身体纵轴成 40°～60° 角倾斜。因此骨盆的正位片对骨盆缘来讲实际上是斜位。为了多方位了解骨盆的移位情况 Pennal 建议采用入口位及出口位 X 线片。

骨盆骨折标准的 X 线评估包括正位、入口位、出口位、Judet 位和轴向 CT。

（一）正位

正位的解剖标志为耻骨联合、耻坐骨支、髂前上、下棘、髂骨嵴、骶骨棘、S_1 关节、骶骨岬、骶前孔及 L_5 横突。前弓主要诊断耻坐骨支骨折，耻骨联合分离或两者并存。后弓则存在骶骨骨折、髂骨骨折及骶髂关节脱位，其骨折移位的程度可作为判断骨折稳定与否的指标。其他骨折不稳定的情况也应注意，如 L_5 横突骨折常伴有骨盆垂直不稳定。如存在移位的坐骨棘撕脱骨折，说明骶棘韧带将其撕脱，骨盆存在旋转不稳定。正位相可评价双侧肢体长度是否一致，这可通过测量骶骨纵轴的垂线至股骨头的距离来判断。除此之外，亦可见骨盆的其他骨性标志，如髂耻线、髂坐线、泪滴、髋臼顶及髋臼前后缘。

（二）出口位

患者仰卧位，X 线球管从足侧指向耻骨联合并与垂线呈 40° 角。这种投射有助于显示骨盆在水平面的上移，也可观察矢状面的旋转。此位置可判断后半骨盆环无移位时存在前半骨盆环向上移位的情况。出口位是真正的骶骨正位，骶骨孔在此位置为一个完整的圆，如存在骶骨孔骨折则可清楚地看到。通过骶骨的横形骨折，L_5 横突撕脱骨折及骶骨外缘的撕脱骨折亦可在此位置观察到。

球管向头侧倾斜 45°，可很好显示闭孔、骶孔、L_5 横突等骨性结构。

（三）入口位

患者仰卧位，X 线球管从头侧指向骨盆部并与垂直线呈 40° 角。为了充分了解入口位，认识 S_1 前方的骶骨岬（即隆起）非常重要。在真正的入口位，X 线束

与 S_2、S_3 的骶骨体前方在同一条线上。在此条线上 S_2、S_3 的前侧皮质重叠,在骶骨体的前方形成一条单独的线,此线在骶骨岬后方几毫米代表骶髂螺钉的最前限。

入口位显示骨盆的前后移位优于其他投射位置。近年来研究表明,后骨盆环的最大移位总是出现在入口位中。外侧挤压型损伤造成的髂骨翼内旋,前后挤压造成的髂骨翼外旋以及剪式损伤都可以在入口位中显示。同时入口位对判断骶骨压缩骨折或骶骨翼骨折也有帮助。沿着骶骨翼交叉线细致观察并与对侧比较,可发现骶骨的挤压伤及坐骨棘撕脱骨折。

球管向足侧倾斜 45°,可很好显示骶髂关节、坐骨棘耻骨支耻骨联合等骨性结构。

(四)骨盆骨折的 CT 检查

CT 可增加诊断价值。例如,CT 诊断后侧骨间韧带结构非常准确,这对于判断骨盆是否稳定非常有意义。CT 对判断旋转畸形和半骨盆的平移也很重要。例如,骶骨分离、骶孔骨折及 L_5～S_1 区域损伤等只有在轴位 CT 上才能发现。骶髂关节前后皆分离的损伤可通过平片证实,但对于开书型骨折骶髂关节前方损伤而后方完整的情况,只能通过 CT 来诊断。CT 检查亦可诊断伴随的髋臼骨折,如耻骨支骨折可影响髋臼下面的完整性。最后,CT 检查对于识别骶骨翼骨折及嵌插骨折也有非常重要的意义。

四、骨盆骨折的治疗

对多发创伤患者的总体评估的详细讨论不在本部分的讨论范围之内。由于多发创伤合并骨盆骨折患者的死亡率为 10%～25%,故而其治疗对于骨科医师来说具有很大挑战性的说法是不为过的。由此,对多发创伤患者制定治疗计划必要性的强调从来不会有过度的时候。患者从损伤初始直到骨折固定的治疗必须始终在适当的监护病房中进行。系统治疗计划的执行应在复苏抢救的同时而不是序列进行。

在基本内容里涉及气道、出血和中枢神经系统的问题应优先得到处理。迅速地复苏抢救应同时针对保持气道通畅和纠正休克。在骨盆创伤中,休克会因后腹膜动静脉出血而难以纠正。

基本复苏处理之后的进一步处理包括对气道、出血、中枢神经系统、消化系统、内分泌系统以及骨折的进一步检查。

(一)急救

由于后腹膜出血和骨盆后出血是骨盆创伤的主要并发症,下面把讨论重点放在这个问题上。

伴发此并发症的患者需要大量液体输注。休克的早期处理应包括抗休克充气衣(PSAG)。PSAG 的优点大于缺点,唯一较显著的缺点是无法进行腹部操作。充气衣不能立即放气。在逐步放气的同时应仔细监测血压。收缩压下降>1.3 kPa(10 mmHg)以上是进一步放气的禁忌证。其他重要指示包括充气时先充腿部后充腹部而放气时顺序相反。

骨折固定属急诊复苏期处理范畴之内。越来越多的证据表明应用简单的前方外固定架即可实现其他介入性疗法很少达到的减少骨盆后静脉出血及骨质出血的作用。因此应早期进行骨盆骨折的固定。目前有一种可在急诊室应用的,不论是否进行骨盆直接固定的骨盆钳。希望此器械能通过使骨盆恢复正常容积从而发挥骨性骨盆的压塞效应以帮助停止静脉出血来减低死亡率。对于骨盆骨折早期固定的详细方法将在下面讨论。

Tile 发现对此类患者的治疗方法中骨盆血管栓塞的价值很小。在他的创伤中心只限于出血主要来源于诸如闭孔动脉或臀上动脉等小口径动脉的患者应用此方法。此方法对于那些存在髂内血管系统中主要血管大量出血的血流动力学不稳定的患者无甚价值,因为血管栓塞并不能控制此种类型的出血并且患者可能在施行过程中死亡。同样,它对静脉性及骨性出血亦无价值。

当患者在应用上述措施如输液,抗休克充气衣和早期骨盆骨折固定后休克得以很好的控制,但当输液量减少时又重新回到休克状态时应考虑小口径动脉出血的可能。在这种情况下,当患者达到血流动力学稳定后将患者转移至血管中心进行动脉造影,若发现小口径动脉存在破裂则用栓塞材料栓塞。

直接手术方法控制出血一般很少应用并且常不成功。手术的主要适应证是开放骨盆骨折合并主要血管损伤而导致低血容量休克的极危重患者。

开放骨盆骨折的死亡率很高,但是开放骨盆骨折的类型,是后侧还是外侧对于预后的判断十分重要。由此开放骨盆骨折并不能如此笼统地放在一起讨论。必须看到一些骨盆骨折实际上相当于创伤性半骨盆切除,并且在极少数情况下完成此半骨盆切除可能挽救生命。

若患者处于重度休克状态[即血压低于 8.0 kPa(60 mmHg)并对输液无反应],必须采取紧急措施以节省时间。若排除了胸腔、腹腔出血则应怀疑后腹膜出血。腹腔镜探查及镜下主动脉结扎可为进行正确方法的止血和血管修复争取时间。

(二)临时固定

临时固定只用于潜在增加骨盆容积的骨折,即宽开书型损伤或不稳定型骨盆骨折。对于占骨盆骨折总数 60% 的 LC 型损伤则很少需要临时固定。

可在急诊室应用骨盆钳(Ganz 钳)以解决无法立即应用外固定架的问题。否则必须急诊应用前方外固定架以获取临时固定。应用前方外固定架可减少骨盆容积从而减少了静脉性和骨性出血。另一个优点是显著缓解疼痛并能使患者处于直立位而保持良好的肺部通气。鉴于这些患者的一般状况极差,简单的外固定架构型即足够经皮在每侧髂骨内置入 2 根互相成 45°的外固定针,1 根置于髂前上棘另 1 根置于髂结节内,在前方以直角四边形构型连接。

生物力学研究表明应用简单构型外固定架即可对开书型骨折提供可靠的稳定性。但是对于不稳定型骨盆骨折,若要使患者能够行走则不论应用多么复杂的外固定架也不能完全地固定骨盆环。复杂的外固定架需要对髂前下棘做过多的解剖显露,而这与急诊期处理原则相抵触。它们在生物力学上有一些优点,但不足以抵消由于手术操作而带来的风险而不值一用。

(三)最终固定

对肌肉骨骼损伤的最终固定依靠对骨折构型的准确诊断。对于稳定的和无移位或微小移位的骨盆骨折,不论骨折类型如何只需对症治疗。此型损伤患者可短期内恢复行走功能,骨盆骨折的影响可以忽略。但有移位的骨盆骨折则需要仔细检查和考虑,如下述。

1.稳定型骨折

(1)开书型(前后挤压型)骨折。

Ⅰ型:开书型骨折Ⅰ型中耻骨联合增宽<2.5 cm 时不需特殊治疗。一般此型损伤患者无后方破坏并且骶棘韧带保持完整。因此这种情况与怀孕时耻骨联合所发生的变化相似。在诸如卧床休息等对症治疗后骨折常能彻底愈合并且极少残留任何症状。

Ⅱ型:当耻骨联合增宽>2.5 cm 时,医师面临以下几种选择。

1)外固定:如上文所述推荐应用简单的前方外固定架固定骨盆。保持外固定针 6~8 周;然后松开外固定架摄骨盆应力相以判断耻骨联合是否愈合及其稳定性。若已完全愈合则在此阶段去除外固定针。若未愈合则再应用外固定架固定 4 周。若不合并垂向移位则患者可很快恢复行走。

可通过在侧卧位或仰卧位时令双下肢充分内旋以达到复位。

2）内固定：若患者合并内脏损伤而需进行经正中旁或 Pfannenstiel 切口（耻骨上腹部横形半月状切口）行手术时，应用 4.5 mm 钢板即可维持稳定性。这一步骤需在结束腹部手术后关腹之前进行。在这种情况下，应用被推荐用于在不稳定骨折中固定耻骨联合的双钢板并非必需，因为开书型损伤存在与生俱来的稳定性。

3）髋人字石膏或骨盆吊带：开书型损伤患者亦可通过应用双腿内旋状态下的髋人字石膏或骨盆吊带来治疗。这 2 种方法较适用于儿童及青少年，Tile 主张应用外固定架作为最终治疗方法来治疗此型骨折。

（2）外侧挤压型骨折（LC 型骨折）：外侧挤压型骨折一般较为稳定，故一般不需手术切开固定，而只应用于需要纠正复位不佳或纠正下肢不等长的情况。由于此型损伤常导致后方结构的压缩以及一个相对稳定的骨盆，只有在患者的临床情况允许的情况下才能进行去压缩和复位。这会因患者的年龄，总体情况，半骨盆旋转的程度以及下肢长度变化的多少的不同而各不相同。对于年轻患者，下肢长度不等＞2.5 cm可作为外侧挤压型损伤复位的适应证。这尤其适用于桶柄状损伤。但是必须再次强调大部分外侧挤压型损伤可通过单纯卧床治疗而不需任何外固定或内固定治疗。

如果由于上述原因而需要复位，则可通过用手或借助置入半骨盆内的外固定针使半骨盆外旋来完成。通过安装在连接杆上的把手施与外旋外力，可使桶柄状骨折通过向外侧和后方的去旋转而使后方结构去压缩，从而使骨折得以复位。在一些情况下无法获得满意复位，医师必须决定是否需要选择切开复位这个唯一可选择的手段。

如果在外固定针的帮助下获得复位，则应该在复位后应用一个简单的直方形前方外固定架来维持半骨盆的外旋位置。

内固定方法极少用于治疗外侧挤压型损伤，但在骨折突入会阴部（尤其见于女性）的非典型类型的情况下除外。在此特殊情况下，应用一个小的 Pfannenstiel 切口即可实现上耻骨支的去旋转，并能通过应用带螺纹针而达到充分的固定。在稳定型损伤中此针可于 6 周后拔除。

注意：外侧挤压型和垂向剪式不稳定损伤是应用骨盆吊带的禁忌证，因为它会导致进一步的骨折移位。

2.不稳定型骨折

应用简单的前方外固定架作为治疗不稳定剪式骨折的最终固定方法是不够

的,因为这会在试图使患者行走时导致再次移位。因此有 2 种选择摆在医师面前:一是附加股骨髁上牵引;二是内固定。

(1)骨牵引加外固定:单纯的不稳定型剪式损伤可通过应用前方外固定架固定骨盆并附加股骨髁上牵引的方法而得到安全而充分的治疗。通过临床回顾调查发现,对患者特别是那些存在骶骨骨折,骶髂关节骨折脱位或髂骨骨折的患者应用此方法治疗得到了满意的长期随访结果。即使发生骨折再移位也是很微小并常无临床意义。由于对后方骨盆结构采用内固定的治疗方法会导致很多并发症,所以对于骨科医师处理骨盆创伤特别是单纯骨盆创伤应用此方法要比设计错误的切开复位手术方法安全得多。

牵引必须维持 8～12 周并应用前后位平片和入口相以及必要时的 CT 扫描来监测患者骨折情况。过去主要的问题是过早的活动,这类患者需要更长时间的卧床以获得坚固的骨性愈合。

(2)切开复位内固定:实际上在 1980 年以前没有对骨盆骨折尤其是后方骶髂结构应用内固定方面的报道,并且除了零星的个例报道外几乎没有有关这方面的论著。曾有应用钢板和钢丝固定前耻骨联合的报道,但对后方结构的处理方面的报道几乎没有。过去的十几年中骨盆骨折切开复位内固定的方法风行一时,因此必须检查其是否合理。从自然病史来看占病例总数60%～65%的稳定型骨折几乎没有应用内固定治疗的适应证。对于不稳定型骨折,很多患者可通过外固定和牵引的方法得到安全而充分的治疗。由此可见,骨盆后方内固定的方法不应如此频繁应用,而只在显示出明显适应证的病例中应用。从另一角度看,骨盆骨折多为高能量损伤,除四肢多发伤外往往合并内脏损伤。在急诊病情不稳定的情况下很难完成内固定手术,而病情稳定后因时间过长或腹部造瘘管的污染又很难实施二期手术。因此,骨盆骨折的内固定的前提是必须具备高素质、高水平的急救队伍。

1)骨盆骨折内固定治疗的优点有:①解剖复位与坚固固定可维持良好的骨盆环稳定性,从而使多发创伤患者的无痛护理更容易进行;②现代内固定技术(尤其是加压技术)应用于骨盆大面积松质骨面上可帮助防止畸形愈合和不愈合。

2)骨盆骨折内固定治疗的缺点包括如下。①压塞作用丧失和大出血可能:骨盆创伤常伤及臀上动脉(其也可能在手术探查时再次损伤),但由于动脉内血凝块形成而未被发现。由于此类患者需大量输血,因此术后第 5 天至第 10 天时会出现凝血机制缺陷。术中探查骨折时若再次伤及此动脉,到时会导致大出血。

②急性创伤期采用后侧切口常导致不能接受的皮肤坏死高发生率,尽管未采取后侧切口,亦在很多严重的垂向剪式不稳定损伤患者中发现皮肤坏死。由于手术中将臀大肌由其附着点上剥离,从而破坏了皮肤下方筋膜等营养皮肤的组织。尽管采取精细的手术操作,供给患者充足的营养以及术前抗生素应用,皮肤坏死的发生率仍很高。③神经损伤:固定骶髂关节的螺钉可能误入骶孔造成神经损伤。因此后方跨越骶髂关节的螺钉的置入一定要十分精确以防止此类并发症的出现。

3)前方内固定适应证。①耻骨联合分离:如果一个合并耻骨联合损伤的患者先由普外,泌尿科或创伤科医师进行了腹腔镜手术或膀胱探查术,此时应用钢板固定已复位的耻骨联合将大大简化处理过程。对于稳定型的开书型骨折,在耻骨联合上方平面应用短 2 孔或 4 孔钢板固定即可获得稳定。如果耻骨联合损伤是不稳定骨盆骨折的一个组成部分,应用双钢板固定以避免垂向与矢状面上移位的方法是可取的。当其与外固定架固定结合则可保持骨折的稳定性。但是在有粪便污染或有耻骨联合上管置入的情况下不宜应用钢板固定,此时采取外固定。②会阴区的有移位骨折:对于在外侧挤压型损伤的非典型类型中那些上耻骨支旋转经耻骨联合进入会阴区的损伤,经一个局限的 Pfannenstiel 切口进入将骨折块去旋转复位并用带螺纹固定针固定骨折直至骨折愈合。也可采用长 3.5 mm 系列螺钉从耻骨结节逆行向前柱方向固定,但操作要在透视下进行,以免螺钉进入关节。③合并前柱的髋臼骨折:如果合并髋臼前柱骨折或横形骨折合并耻骨联合破坏,骶髂关节脱位或髂骨骨折,则可采取髂腹股沟入路以固定骨折的各个组成部分。

4)后方骨折内固定适应证。①后骶髂结构复位不良:有时对后方骶髂结构(尤其是单纯骶髂关节脱位的病例)的闭合复位不能达到满意而常会导致后期慢性骶髂关节疼痛。但是其中有些病例是由于骨折特点而无法闭合复位,因此需要切开复位。②多发创伤:现代外科治疗要求对多发创伤患者的护理在直立体位进行以便改善肺部通气。如果骨盆骨折的不稳定性使之无法满足此要求,切开复位可作为创伤后处理的辅助治疗手段。由于应用前方外固定架固定骨盆可以在最初的几天满足直立体位护理的要求,此适应证应为相对性而并非绝对性。③开放的后方骨盆骨折:对于那些后骶髂结构破坏并且后方皮肤由内向外撕裂的少见损伤类型,适用于其他开放性骨折的处理方法亦在此适用。对于已存在开放伤口的损伤,医师应选择时机按本部分后面所描述的方法固定后方结构。有时根据情况可开放伤口等待二期闭合。但是如果伤口位于会阴区,则是所有类型内固定的禁忌证。必须仔细检查直肠和阴道有无皮肤裂伤以排除潜在的开放骨盆骨折。涉及会阴区的开放骨盆骨折是非常危险的损伤并且死亡率很高。开放骨盆骨折的治疗应包括彻底仔细的清创以及开放伤口换药。骨折应首先应用外固定架固定。实施结肠造瘘、膀胱造口以进行肠道、膀胱分流亦是基本的治疗方法。④骨盆骨折合并后柱的髋臼骨折：切开复位固定骨盆后方结构及髋臼对于一部分骨盆骨折合并横形或后方髋臼骨折的病例来说是适应证。这要求谨慎的决定和周密的术前计划。只有在骨盆骨折复位后才能将髋臼骨折解剖复位。⑤手术时机：一般来讲应等待患者的一般情况改善后，即伤后第 5 天与第 7 天之间予行骨盆切开复位。在这个初始阶段应用外固定架来维持骨盆的相对稳定性。例外的情况是已经进行了腹腔镜或膀胱探查术而显露了耻骨联合；此时应进行一期内固定。另外，在骨盆骨折合并股动脉损伤需要进行修补的少见病例，骨科医师应与血管科医师协作仔细商讨切口的选择使之能在修补血管的同时亦能进行前方耻骨支的固定。正如上文所提及的，后方的开放骨盆骨折可能是切开复位内固定的一个不常见的适应证。⑥抗生素应用：对这些手术患者因手术较大常规术前预防性应用抗生素是必要的。一般在术前静脉注射头孢菌素并持续 48 小时或根据需要持续更长时间。

（3）内固定物的应用。

1）钢板：由于普通钢板很难被预弯成满足骨折固定所需的各个方向上的形态，推荐3.5 mm和4.5 mm的重建钢板进行骨盆骨折固定。这种钢板可在 2 个平面上塑型并且是最常用的。一般对大多数女性和体格较小的男性应用 3.5 mm钢板而对体格较大的男性应用 4.5 mm 钢板。对于前柱骨折可应用预定形重建钢板。

2）螺钉：与 2 种型号的标准拉力螺钉（4.0 mm 和 6.5 mm）一样，3.5 mm 和 6.5 mm 全螺纹松质骨螺钉亦是骨盆骨折固定系统的基本组成部分。骨折固定过程中还需要超过 120 mm 的特长螺钉。

3）器械：手术中最困难的部分就是骨盆骨折块的复位，因此需要特殊的骨盆固定钳。这些包括骨折复位巾钳和作用于两螺钉间的骨折复位巾钳。还有一些其他特殊类型的骨盆复位巾钳，可弯曲电钻和丝攻以及万向螺丝刀在骨盆骨折切开复位内固定手术中也是必需的。这些器械扩大了操作范围，尤其方便了对肥胖患者的耻骨联合作前方固定时的操作。需要强调的是如果没有骨盆骨折内固定的特殊器械，手术必须慎重。

（4）前方骨盆固定。

1)耻骨联合固定。①手术入路：如果已进行了经正中线或旁正中线切口的腹部手术，则可简单地通过此切口对耻骨联合进行固定。如果在进行耻骨联合固定手术之前未进行其他手术，采用横形的 Pfannenstiel 切口可得到良好的显露。在急诊病例中腹直肌常被撕脱而很容易分离。医师必须保持在骨骼平面上进行操作以避免损伤膀胱及输尿管。②复位：急诊病例的耻骨联合复位常较容易。应显露闭孔内侧面而后将复位钳插入闭孔内以达到解剖复位。夹紧复位钳时要小心避免将膀胱或输尿管卡在耻骨联合间。③内固定：对于稳定的开书型骨折，在耻骨联合上方平面应用两孔或四孔 3.5 mm 或 4.5 mm 的重建钢板即可得到良好的稳定性。对此类型损伤不需应用外固定架。

对于耻骨联合损伤合并不稳定型的骨盆损伤推荐应用双钢板固定技术。通常用4.5 mm的2孔钢板置于耻骨联合上方平面，在靠近耻骨联合两侧用 2 个 6.5 mm松质骨螺钉固定耻骨联合。为防止垂向移位的发生，常在耻骨联合前方应用钢板(在女性应用 3.5 mm 重建钢板，在男性应用 4.5 mm 重建钢板)以及相应的螺钉固定会增强稳定性。保持这个前方的张力带，当夹紧复位钳时外旋半骨盆可使原先应用的前方外固定架对后方结构产生加压作用。由此可获得良好的稳定性并使患者能够采取直立体位。

2)耻骨支骨折：尽管存在技术上的可行性，但不提倡对耻骨支骨折的直接固定。如果骨折位于外侧，固定此骨折常需采用双侧髂腹股沟入路进行分离显露。假如耻骨支骨折合并了后方骨盆损伤有学者认为采用后侧入路更为恰当，固定此部位骨折的水平要比前方固定的水平高。因此在这种情况下很少进行耻骨支骨折的固定。

(5)后方骨盆固定：后骶髂结构可通过经骶髂关节前方或后方的入路得以显露。目前选择哪种入路仍存在很多争论，但以下几项原则可供参考。第一，采取后方切口的患者在创伤后阶段并发症的发生率很高。在处理的患者中尤其是挤压伤的患者，伤口皮肤坏死的发生率是不能接受的。后方部位的皮肤常处于易损状态下，即使未行手术也可因为下方臀大肌筋膜的撕脱而导致皮肤坏死。因此目前有对骶髂结构进行前方固定的趋势。从前方应用钢板固定可以维持骨盆的稳定性。目前这一更为生理性的入路被越来越多的医师所采用。

因此推荐对于骶髂关节脱位和其他一些骨折脱位采用前侧入路进行内固定，对于一些髂骨骨折和骶骨压缩采用后侧入路进行固定。

(6)前方固定骶髂关节：手术入路由髂嵴后部至髂前上棘上方作一长切口。显露髂嵴后沿骨膜向后剥离髂肌以显露包括骶骨翼在内的骶髂关节。若要进行进一步的显露,可将切口沿髋关节手术的髂股切口或 Smith-Peterson 切口扩展。为保护坐骨神经必须清晰地显露坐骨大切迹。

L_5 神经根由 L_5 和 S_1 之间的椎间孔内穿出并跨越 $L_5 \sim S_1$ 间盘到达骶骨翼,与由 S_1 椎间孔穿出的 S_1 神经根汇合。手术过程中易伤及这些神经,因此在应用复位巾钳或骶骨部分所用钢板超过两孔时要特别小心。

由于此部位十分靠近神经因此该手术方法不适于骶骨骨折,而只用于治疗骶髂关节脱位或髂骨骨折。复位可能十分困难,可在纵轴方向上牵引以及用复位巾钳夹住髂前上棘而将髂骨拉向前方的帮助下进行。应在坐骨大切迹处由前方检查复位情况。

应用2孔或3孔4.5 mm 钢板及6.5 mm 全螺纹松质骨螺钉固定即可获得良好的稳定性。轻度的钢板过度塑形会对复位有帮助,因为外侧螺钉的紧张有使髂骨向前复位的趋势。在耻骨联合未做内固定时可应用直方形外固定架作为后方结构固定的辅助。关闭伤口并作引流。

如果患者较年轻且骨折固定的稳定性良好,则可采取直立体位但在骨折愈合之前避免负重,大约需6周时间。

(7)后方固定骶髂关节:如前所述,骶髂关节的后侧入路较为安全和直观但易出现诸如伤口皮肤坏死及神经损伤等并发症,因此在操作时应十分小心。其指征包括未复位的骶骨压缩,骶髂关节脱位和骨折脱位。鉴于目前对采用骶髂关节前侧还是后侧入路并无明确的适应证,医师可根据个人喜好做出选择。

手术入路:在髂后上棘外侧跨越臀大肌肌腹作纵向切口。医师在选择切口时应避开骨骼的皮下边缘,尤其是在这个区域。经切口显露髂后上棘及髂嵴区。臀大肌常存在撕脱,沿骨膜下剥离之显露臀上切迹。必须保护经此切迹穿出的坐骨神经。在不稳定型骨折中应用此切口时可用手指经此切迹探查骶骨前部。只有通过此方法才能证实是否获得解剖复位。C 形臂机的作用非常重要,尤其对使用跨骶髂关节螺钉时和避免螺钉误入骶孔方面帮助很大。

(8)髂骨骨折:髂骨后部骨折或骶髂关节的骨折脱位适于应用切开复位一期内固定的标准手术操作,即在骨折块间使用拉力螺钉固定后再应用作为中和钢板的 4.5 mm 或 3.5 mm 的重建钢板固定骨折。通常应用2块钢板固定以防止发生移位。

(9)骶髂关节脱位:应用螺钉作跨越骶髂关节的固定可获得可靠的固定。螺钉可单独使用亦可经过充当垫片作用的小钢板使用(尤其适用于老年患者)。应用螺钉固定骨折的操作必须十分精细,否则因误入脊髓腔或 S_1 孔而损伤马尾神经的情况十分常见。此方法应在 C 形臂机两平面成像的辅助下进行。

上方的螺钉应置入骶骨翼内并进入 S_1 椎体内。先用 1 根 2 mm 克氏针暂时固定并在 C 形臂机下检查复位情况。当需要做跨越骶髂关节的固定时应使用 6.5 mm 松质骨拉力螺钉固定。

对于骶髂关节脱位,螺钉长度 40～45 mm 即足够。但对于骶骨骨折或骶骨骨折不愈合来说,螺钉长度必须足以跨越骨折线并进入 S_1 椎体。在这种情况下必须应用 60～70 mm 的长螺钉,因此螺钉的位置变得至关重要。术者必须将手指跨越髂棘顶部并置于骶骨翼上作为指导,电钻和导针的方向、位置必须在 C 形臂机透视下得以明确。

第 2 枚螺钉在 C 形臂机指导下应在 S_1 孔远端置入。为避免损伤孔内的神经结构,尽管因骨质较薄而致操作极为困难,最后这枚螺钉仍需置于 S_1 孔远端。此孔可通过 C 形臂机下显影或可因后方结构破坏和解剖显露而能直接观察到。常用的方法是近端 2 枚螺钉远端 1 枚螺钉。

(10)骶骨压缩骶骨棒固定:对于急性骶骨压缩需要经后侧入路行切开复位时,应用骶骨棒可获得既安全又充分的固定。由于固定物并不穿越骶骨而不会导致神经结构的损伤。应用 2 根骶骨棒固定后方结构可维持良好的稳定性。附加应用前方外固定架会使固定更充分。

切口的选择如上文所述在髂后上棘的外侧。显露一侧后嵴后在其上钻滑动孔,将带螺纹的骶骨棒穿入直至抵到对侧髂后上棘。利用骶骨棒的尖端插入后嵴直至透过髂嵴外板。安装好垫圈和螺帽后将骶骨棒尾部齐螺帽切断。在远端置入第 2 根骶骨棒。此方法的绝对禁忌证是髂后上棘区域存在骨折。若不存在此损伤,则通过固定可对骶骨压缩产生加压作用而无损伤神经结构的危险。对于需要治疗的骶骨压缩推荐应用此方法。

双侧骶髂关节损伤:对于双侧骶髂关节损伤不能应用骶骨棒固定,除非用螺钉固定至少一侧骶髂关节以防止后方移位的发生。

五、术后处理与康复

术后处理完全依骨质情况和骨折固定情况而定。假如骨质良好并且骨折固定稳定,在双拐帮助下行走是可能的。但是从大多数病例来看,术后一定时期的牵引是明智的并且能防止晚期骨折移位的发生。

骨折不愈合与畸形愈合骨盆骨折不愈合并不罕见,发生率约为 3%,因此对这一难题运用上述方法来处理可能是有效的。医师在治疗骨折不愈合之前尤其是那些骨折复位不良的患者,应熟悉上述所有方法。处理这些复杂的问题需要因人而异,而且应认真制定术前方案。纠正垂直移位可能需要行后方髂骨截骨术。若所需矫正的畸形很大(超过 2.5 cm),可分步进行。第一步治疗包括清理不愈合的骨折端及前方或后方的矫正性截骨。而后予患者重量为 14~18 kg 的股骨髁上牵引。在患者清醒的状态下运用放射学方法监测矫正进程。在清醒状态下亦检查有无坐骨神经的问题。在第一次手术后的 2~3 周行第二次手术固定骨盆。

Matta 采用一次手术三阶段方法治疗骨折畸形愈合。首先仰卧位松解骨盆前环的耻骨联合,然后俯卧位使骶髂关节复位固定之,再使患者仰卧位固定耻骨联合,达到较好的效果。

骨盆骨折是一种死亡率很高的严重损伤。其早期处理按多发创伤的处理原则进行。此损伤的并发症很多,包括大出血,空腔脏器破裂尤其是膀胱、输尿管和小肠,以及会阴区的开放伤口。在损伤处理的过程中不应抛开肌肉骨骼系统损伤的处理,而应与其他损伤的处理同时进行。创伤科或骨科医师应认真制定包括骨盆骨折固定在内的早期治疗计划。了解骨盆骨折的各种类型是作出合理决定的基础。

骨折外固定在不稳定骨盆骨折时作为临时固定方法是挽救生命的手段。应迅速而简单地运用之。外固定亦可作为稳定型开书型骨折(前后方向挤压)和外侧挤压损伤中需要通过外旋复位的骨折类型的最终固定方法,并可与股骨髁上牵引或切开复位内固定联合应用。

由于大多数骨盆骨折应用简单牵引的方法即可得到良好的结果,所以内固定的作用并不十分明确。但是的确存在经前侧或后侧入路对前方的耻骨联合及后方的骶髂关节结构应用内固定的适应证。对于骶髂关节脱位和髂骨骨折可采用前侧入路显露骶髂关节,而对髂骨骨折和其他一些骶髂关节的骨折脱位采用后侧入路。应用两根位于后方的骶骨棒固定骶骨骨折,在前方应用钢板固定治疗骶髂关节脱位,应用拉力螺钉和钢板固定的标准操作技术固定髂骨骨折。

最重要的是合并这些骨折的患者多为非常严重的多发创伤患者,并且骨折情况极为复杂。因此不应教条地处理问题而应因人而异。

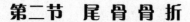

第二节 尾骨骨折

尾骨骨折常发生于滑倒臀部着地或坐位跌下时,在临床上以女性为多见,往往因为忽视治疗而遗留长时间的尾痛症。尾骨在人类的发生学上是一个退化的骨头,在婴幼儿时期尾骨由4～5块骨组成,后随发育最后融合成一块尾骨,也可能为3节。尾骨在坐位时并不负重,而是由坐骨结节负重,尾骨上端为底、较宽,有卵圆形的关节面和骶骨相关节,其间有纤维软骨盘,尾骨后上部的凹陷和骶骨相连的部分为骶尾间隙。在关节面的后部有一个尾骨角,相当于第1尾骨的椎弓和上关节突,尾骨的侧缘是韧带和肌肉的附着处。尾骨的形状可以有很多的变异,长短不一,两侧可以不对称,其屈度可以前弯,可以侧屈,尾骨的各节可以成角。尾骨尖一般为圆形,可以呈分歧状,尾骨可以改变骨盆出口的形状,在妇女分娩的时候有重要意义。骶尾关节可以发生融合,而使尾骨和骶骨愈合成一块骨骼。

一、病因、病理

多由于不慎跌倒时,臀部着地,尾骨尖直接撞击于坚硬的物体,致使尾骨骨折或是脱位,并由于提肛肌和尾骨肌的牵拉作用,使骨折端向前方或是侧方移位。

二、临床表现与诊断

有明显的外伤史,伤后局部的疼痛剧烈,尤其是坐位时疼痛加重,由于臀大肌的部分纤维附着于尾骨上,故患者在坐位、站位或者是在行走、跨台阶时,由于肌肉的牵拉而出现疼痛加重。检查时局部有明显的压痛,但是肿胀不明显,肛诊时可以触及尾骨的前后错动。尾骨骨折脱位后,由于附着于其上的提肛肌、尾骨肌和肛门外括约肌以及韧带的张力发生变化,患者往往出现肛门的坠胀感,里急后重等症状。X线片可以确诊,侧位片可以看到尾骨向前移,正位片上可以见到尾骨的远端向侧方移位。

三、治疗

(一)非手术疗法

1.中药治疗

早期可以内服七厘散,元胡伤痛宁等消肿止痛药物,中后期可以口服接骨丹,配合外敷膏药。

2.手法复位

对于骨折无移位或是有移位但是没有肛门坠胀感和大便异常者,不作特殊的处理,仅需卧床1~2周,坐位时可以用气垫保护;对于移位较多而且伴有肛门坠胀和大便次数改变者,要用肛内手法复位胶布固定。

具体方法:患者取胸膝位或者是侧卧位,医师戴手套,一手的示指或中指插入肛门,抵住骨折或是脱位的远端向后顶挤,另一手用示指和拇指向前挤按骨折或是脱位的近端,双手协作配合,即可复位。复位后可以用宽 2~3 cm,长 20~30 cm 的胶布,一端从中间劈开,劈至离另一端约 10 cm 左右,将未劈开的一端固定于尾骨尖和骶骨部,劈开的两条分别向后外上方绕过臀部拉向双侧髂前上棘加以固定,固定后患者休息2~3周,避免骶尾部的直接坐位,疼痛缓解后应用舒筋活血中药坐浴熏洗。少数患者日后可遗留顽固的尾痛症,可用醋酸泼尼龙25 mg,加透明质酸酶 1 500 U 及适量利多卡因行局部封闭,也可以行骶管封闭,每周1 次,3~4 次为 1 个疗程。

(二)手术疗法

病情严重者可以采取尾骨切除术。患者俯卧位,骶尾处的纵行或是"人"字形切口,注意显露骶尾韧带并切断,用骨膜剥离器剥离尾骨,用长钳持住,取出尾骨。术中注意保护肛门周围的括约肌和它的支配神经不受损伤。

四、并发症

尾骨骨折的主要并发症是直肠的损伤,往往有会阴部的坠胀感,肛门指诊可见到手套的血迹及饱满感,应采取直肠修补和造瘘,以防并发弥漫性腹膜炎,引起中毒性休克。

第三节 骶尾关节脱位

骶尾关节由骶骨尖与尾骨底组成微动关节,其间有甚薄的椎间盘。骶尾关节前侧有前纵韧带,各附着于骶骨和尾骨盆面,骶骨后韧带为脊柱后纵韧带和棘上、棘间韧带及骶棘肌筋膜延续部分,位于两侧的骶尾韧带,相当于横突间韧带,骶尾角之间还有骨间韧带相连。

该关节通常有轻微的屈伸活动,其活动度取决于肛提肌的紧张与松弛,有部分正常人也可由于骶尾关节骨性融合而不活动。临床上骶尾关节脱位常见于女性。单纯脱位较少,常合并骶尾交界处的骨折脱位。

一、病因、病理

骶尾关节脱位与直接暴力、产伤有密切关系。

(一)直接暴力

滑倒仰坐摔伤,尾骶部直接撞击坚硬的地面或硬物,引起骶尾关节脱位。如摔坐楼梯台阶边沿,椅凳角上,尾骨往往因受背侧暴力的作用和肛提肌、尾骨肌的收缩而向前脱位。如伴有侧向暴力时,可合并侧方脱位。有的暴力来自尾尖垂直方向,可发生后脱位或骨折脱位。

(二)产伤

胎儿大、育龄高、产程长,可引起骶尾关节脱位。胎儿过大、胎头径线大、过熟,颅骨较硬头不易变形,形成相对头盆不相称,兼有育龄高,韧带松弛退变,激素分泌异常,韧带松弛弹性变差,加之产程长,造成分娩时韧带撕裂,发生骶尾关节后脱位。

二、分类

按脱位的时间分为新鲜脱位和陈旧性脱位;按尾骨脱位的方向可分为前脱位、后脱位和侧方脱位,前脱位较多见。

三、诊断

患者有滑倒仰坐摔伤史和产伤史。患者骶尾部疼痛,不能坐位,常以半侧臀部坐在椅凳上,弯腰下蹲等活动受限,甚则疼痛。骶尾部局部软组织肿胀,皮下瘀血及压痛明显。骶尾交界区有台阶样感,或凹陷感。按压尾骨尖时,骶尾区有过度的伴有疼痛的异常活动。肛诊时前脱位可触及骶尾前侧有凸起,压痛。后脱位可触及尾骨向后凹陷,压痛。X线侧位片可显示尾骨向前脱位,或向后脱位,或骨折脱位。正位片可能显示有侧向移位,但应除外变异。

四、治疗

(一)复位方法

1.肛内复位法

患者侧卧位屈膝屈髋,或胸膝位,在局部麻醉或不需麻醉下,术者戴手套,以示指或中指伸入肛门内,于骶尾前方触及高起的压痛区,施以向背后挤压力,与此同时,术者拇指抵于骶尾末端,作与中指或示指相对的推压力,使骶尾交界区变得光滑,且疼痛明显减轻或消失,即告复位。此法适用于骶尾关节前脱位。

2.肛外复位法

患者术前准备同肛内复位法,术者戴手套,用拇指在尾骨后凸的压痛区,向前挤压脱位的尾骨,此时可感到有向前的滑动感,复位即成功。此法适用于骶尾关节后脱位。

3.过伸复位法

患者俯卧于床,双膝关节并拢尽量屈曲,术者位于患者左侧,左手按于骶骨尖处向下压,右手臂托持膝部和小腿向上搬提同时用力使髋关节向后过伸,连续3~5次。体质肥重者,可让一助手站在远端,双手握住患者双踝向上提拉双下肢,术者用拇指或手掌小鱼际向下按压骶骨尖处,使髋关节向后过伸,连续3~5次。术后让患者站立,做下蹲站起动作,如疼痛缓解,复位成功。1周后可用此方法再治疗1次。此法适用于骶尾关节前脱位,且不宜行肛内复位者。

(二)固定方法

复位后,可局部贴用膏药,并用宽胶布将两臂部靠拢贴牢,并嘱卧床休息2~3周。

(三)药物治疗

固定期间除局部贴用活血止痛膏外,在解除固定后,应用活血祛瘀中药熏洗或坐浴,如仍有疼痛,可配合局部封闭。

(四)其他疗法

对仍有移位但无症状,可不予以处理;如有顽固性尾痛症状,经保守治疗无效时,可考虑尾骨切除术。

第四节 髋关节脱位

髋关节脱位和骨折脱位是一种高能量创伤,常见致伤原因为车祸伤,好发于青壮年。在以往常被认为是较为少见的损伤。近十年来随着我国家庭轿车使用的日益增多,髋关节骨折脱位也逐渐成为一种常见的严重创伤。该类创伤应严格按急诊处理,否则将诱发创伤性休克或增加股骨头缺血坏死等并发症。

髋关节脱位常合并股骨头、髋臼后壁或股骨颈骨折,以及其他部位骨骼和重要脏器损伤。骨盆、脊柱及膝部的合并损伤,可改变脱位后的典型体征,容易漏诊。髋关节复位后,关节内残留的碎骨片容易漏诊,并可导致创伤性关节炎甚至髋关节活动受限等严重并发症。髋关节常分为后脱位、前脱位及中央型脱位。

一、髋关节前脱位

髋关节前脱位较少见,仅约占髋脱位的 10%。

(一)损伤机制

当股骨暴力下外展外旋时,大转子或股骨颈以髋臼上缘为支点,迫使股骨头穿破前关节囊而脱位。此时若髋关节屈曲较大,则常脱位于闭孔或会阴处,若髋关节屈曲度小,则易脱于耻骨横支处。

(二)骨折分类

(1)Ⅰ型:高位型(耻骨型)。Ⅰ型又分为 3 型。

ⅠA 型:单纯前脱位于耻骨横支。

ⅠB 型:前脱位伴有股骨头骨折。

ⅠC 型:前脱位伴有髋臼骨折。

(2)Ⅱ型:低位型(闭孔型)。Ⅱ型又分为 3 型。

ⅡA:单纯前脱位于闭孔或会阴部。

ⅡB:前脱位伴有股骨头骨折。

ⅡC:前脱位伴有髋臼骨折。

(三)临床表现与诊断

明确外伤史。患肢剧烈疼痛,髋活动受限。患肢常处于外旋、外展及轻度屈曲位,有时较健肢稍长。

应强调复位后再次拍片,以明确是否合并骨折,CT 检查可以发现关节内接近 2 mm 的碎骨块,MRI 则可帮助判断关节唇的完整性及股骨头的血供情况。

(四)治疗

早期诊断和急诊复位是十分重要的,全麻或腰麻可放松髋部强大的肌肉,避免暴力下复位时对股骨头关节软骨的进一步损伤。试行闭合复位次数应限定在 3 次以内,否则会加重软组织损伤而影响愈后。

闭和复位方法与髋关节后脱位大致相似,主要有以下 3 种。

1.Stimson 法

令患者上半身俯卧于检查床一端，患髋及膝各屈曲 90°，一助手通过下压骶骨或抬伸健肢而固定骨盆。术者一手握持患者足踝部，并轻度旋转股骨，一手用力下压小腿近端后部而复位。此法不适用于患髋处于伸展位的耻骨前脱位。

2.Allis 法

患者仰卧于低床或地上，一助手面向患者足侧蹲位，用一手和前臂向下按牢患者骨盆，另一手于患肢股骨近端向外侧持续牵拉股骨。术者面对患者头侧，使患侧髋和膝屈曲接近 90°，将患者足踝抵于术者会阴部，用双手或前臂合抱患肢小腿近端，利用腰背肌伸直力量向上提拉患髋，再适度内、外旋股骨复位。

3.Bigelow 法

患者仰卧，术者面对患者头侧，适度屈曲患者髋和膝关节，双手合抱患肢小腿近端。先沿大腿纵轴方向持续牵引，同时将患髋依次内收、内旋和屈曲，然后再外展、外旋并伸直。此复位轨迹类似于一个问号，在复位过程中，如感到或听到弹响，患肢伸直后畸形消失，则已复位。此法应注意极度内收、内旋时应循序渐进，应持续牵引并适度用力，否则易造成股骨颈或股骨头骨折。复位前、后均应拍 X 线片，必要时行 CT 检查，以利发现复位前的无位移骨折或复位后关节内较小的骨折块。

如在麻醉下 2 次以上闭合复位失败，应急诊行切开复位。可选择 Watson-Jones 等手术入路。若合并有移位的股骨颈骨折，可直接行切开复位内固定。若合并股骨头骨折，骨块较小及不在负重区时，可选择闭合复位后观察，或切开复位时切除骨折块；若骨块大于股骨头的 1/3 或处于负重面，应行切开复位内固定。

闭合复位成功后应行 3～4 周的皮牵引，对合并股骨颈或股骨头骨折的病例可在手术后牵引 4～8 周。

(五)并发症

1.早期并发症

早期并发症主要为合并神经血管损伤及闭合复位失败。前者主要为Ⅰ型前脱位或开放损伤时股骨动静脉或股神经损伤，此时最有效的治疗方法为立即复位髋关节脱位。造成后者的原因为闭孔处的骨性阻挡，或为股直肌、髂肌和髋关节前关节囊的阻挡，对此切开复位是必要的。

2.晚期并发症

大多数髋关节前脱位病例的最终治疗结果是满意的，但最新研究表明有约

1/3的病例因发生创伤性关节炎而疗效欠佳,这主要集中在合并股骨头颈骨折、髋臼骨折或发生股骨头缺血坏死的病例。对创伤性关节炎的治疗仍应以预防为主,即解剖复位和对髋关节内较小骨折块的切除术等。

单纯性髋关节前脱位病例的股骨头无菌性坏死率稍低于后脱位者,约为8%。其发生主要是由原始损伤的程度所决定的,且与延迟复位和反复多次闭合复位密切相关,可在脱位后2~5年内发生。早期负重未增加其坏死率,但因股骨头塌陷等原因加重症状,所以在复位后的2~6个月中行MRI检查,可早期诊断并及时对症治疗。

二、髋关节后脱位

髋关节后脱位占急性髋关节脱位的绝大多数,且随着车祸等高能量损伤的增多而变的较为常见。

(一)损伤机制

最常见的创伤机制为髋及膝关节均处于屈曲位时,外力由前向后作用于膝部,再经股骨干而达髋部。如高速行驶的汽车突然刹车,乘客膝部暴力撞击仪表板而脱位,此时屈曲的股骨干若处于内收位或中立位,常发生单纯后脱位,若处于轻度外展位,则易发生合并髋臼后上缘骨折的后脱位。

另一种创伤机制为外力由后向前作用于骨盆,使股骨头相对后移而脱位。如弯腰劳动时被塌方的重物砸击骨盆。

(二)骨折分类

临床上多采用Thompson和Epstein分型,共分5型。

Ⅰ型:单纯后脱位或合并裂纹骨折。

Ⅱ型:髋关节后脱位,合并髋臼后缘较大的单一骨折块。

Ⅲ型:髋关节后脱位,合并髋臼后唇粉碎性骨折,有或无一个主要骨折块。

Ⅳ型:髋关节后脱位,合并髋臼唇和顶部骨折。

Ⅴ型:髋关节后脱位,合并股骨头骨折。

经上述分型,判断髋关节复位后的稳定性无疑是十分重要的。通常Ⅲ型以上骨折脱位可发生不稳定,判定的方法除根据复位前X线片显示骨折块大小和复位后头臼的位置关系外,还应依据复位中及复位后术者的手感而定。

(三)临床表现与诊断

典型患者有明确创伤史,患肢呈现屈曲、内收、内旋和短缩畸形。可触及大转子上移和臀后部隆起的股骨头,髋关节主动活动丧失,被动活动时常出现剧痛。但有报道当合并股骨头骨折时,股骨头嵌顿于髋臼后缘,未出现患肢的短缩、内收和内旋畸形。特别是合并同侧股骨干骨折时,常因症状不典型而容易漏诊。

髋关节后脱位中合并坐骨神经损伤的病例占 $10\% \sim 14\%$,同时合并股骨头、股骨干骨折及膝关节韧带损伤的病例也不少见,所以在急诊检查时应除外上述合并伤的可能。

患者除拍摄患髋正位及侧位外,还应常规拍摄骨盆轻度前倾的侧位,其方法为拍摄患侧卧位,身体前倾 15°的侧位片。此法可除外健侧髋臼的干扰,较为清楚地观察患髋的髋臼及坐骨切迹。方法为骨盆前倾 15°侧位。患侧紧贴 X 线片盒,患者向前倾斜 15°,管球垂直片盒投照。

即使患者因疼痛难以拍侧位片,也应在麻醉后及复位前拍片,详细观察是否存在股骨头及髋臼骨折,以及可能在复位时移位的股骨颈无位移骨折。

复位后应立即拍摄双髋正位及患髋侧位,以便了解复位的程度,关节内是否残留骨折块及髋臼及股骨头骨折是否需要进一步手术。有多位学者认为当髋关节间隙较健侧可疑增宽时,应行 CT 检查,其原因在于此类患者多数存在能被 CT 发现的髋臼及股骨头骨折。

(四)治疗

1.Ⅰ型骨折脱位

以急诊闭合复位为主,近年文献强调:①麻醉下复位以减少进一步的损伤;②12 小时内复位并发症发生率低。其闭合复位方法仍以 Stimson 法、Allis 法和 Bigelow 法为主。

(1)Stimson 法:患者上半身俯卧于检查床一端,患髋及膝各屈曲 90°,一助手通过下压骶骨或抬伸健肢而固定骨盆。术者一手握持患者足踝部,并轻度旋转股骨,一手用力下压小腿近端后部而复位。

(2)Allis 法:患者仰卧于低床或地上,一助手面向患者足侧蹲位,用双手向下按压患者骨盆。术者面对患者头侧,使患侧髋和膝屈曲接近 90°,将患者足踝抵于术者会阴部,用双手或前臂合抱患肢小腿近端,利用腰背肌伸直力量向上提拉患髋,再适度内、外旋股骨复位。

(3)Bigelow 法:患者仰卧,助手面向患者足侧蹲位,用双手向下按压患者双侧髂前上棘。术者面对患者头侧,使患侧髋和膝屈曲接近 90°,适度屈曲患者髋和膝关节,双手合抱患肢小腿近端。先沿大腿纵轴方向持续牵引,同时将患髋依次内收、内旋和屈曲,然后再外展、外旋并伸直。此复位轨迹类似于一个问号,在复位过程中,如感到或听到弹响,患肢伸直后畸形消失,则已复位。此法应注意极度内收、内旋时应循序渐进,应持续牵引并适度用力,否则易造成股骨颈或股骨头骨折。复位前、后均应拍 X 线片,必要时行 CT 检查,以利发现复位前的无位移骨折或复位后关节内较小的骨折块。

复位后应行影像学检查,并行 3 周左右皮牵引,以利关节囊恢复并避免再脱位的发生。开始负重的时间虽有争议,且延长非负重时间至半年以上并不减少缺血坏死,但一般应在复位 4 周后,疼痛及痉挛消失,关节活动大致正常时开始,必要时可延长至 12 周再完全负重。

2.Ⅱ～Ⅳ型骨折脱位的治疗

在Ⅱ～Ⅳ型骨折脱位的治疗上争议较大,大多数学者同意闭合整复是多数病例的首选,但强调只能在麻醉下试行 1 次,以避免多次整复造成股骨头的进一步损伤。

有学者认为一期切开复位内固定(ORIF)的疗效明显好于闭合复位者、先闭合复位再 ORIF 者及延期复位者,且先闭合复位再 ORIF 者又优于单用闭合复位者。因此建议对Ⅱ～Ⅳ型病例采取急诊切开复位内固定术。其理由主要有:①91％以上的Ⅱ～Ⅳ型病例存在关节镜下的关节腔内碎骨片或经软骨骨折,切开复位可去除碎骨;②对有髋臼后壁较大骨块的病例可重建关节稳定性;③可确保精确复位,降低创伤性关节炎的发生率。

多数学者认可的 ORIF 的指征主要包括髋臼后壁骨折块较大等原因引起的髋关节不稳定;CT 等证实复位的关节腔内有碎骨块残留;髋臼或股骨头骨块可能阻挡闭合复位者。

临床上如何判断复位后关节的稳定性十分重要。除依据主治医师经验及复位时的手感外,复位后的髋关节一般应满足内收位屈髋 90°而不脱位。有学者试验后认为骨折块小于髋臼后壁面积的 20％时,髋关节稳定,而＞40％时,髋关节不稳定。所以采用螺旋 CT 估计后壁骨折块的大小对判定关节的稳定性或有帮助。

尽管有学者认为髋关节前方入路并不增加股骨头缺血坏死率,但通常选用髋关节后侧入路,切断近端外旋肌进入。其原因主要是髋后脱位的损伤主要集中在后侧,既避免进一步的软组织及血供的损伤,又利于Ⅱ～Ⅳ型骨折髋臼后壁的复位及固定。

手术中应强调彻底清除髋关节腔内的骨折块,准确复位股骨头及髋臼骨折块,尽可能保护周围软组织。对Ⅱ型骨折可采用直径 4 mm 的半螺纹松钉或皮质骨钉固定并辅以支撑接骨板固定;皮牵引 3 周后练习髋、膝活动,术后 6 周逐渐负重。对内固定欠牢固或保守治疗的患者应牵引 6～8 周,再开始练习髋关节活动及逐渐负重。Ⅲ型骨折 ORIF 牢固者治疗与Ⅱ型骨折基本相同,较大面积的粉碎性骨折除部分可应用克氏针、重建接骨板及弹性接骨板固定外,对无法有效固定者可取整块髂骨重建髋臼后壁。总之,获得一个稳定的髋关节对Ⅲ骨折的最终疗效往往是至关重要的。

Ⅳ型骨折一般可试行闭合复位 1 次,复位后行 X 线或 CT 检查以了解髋臼骨折情况,必要时,采用 ORIF 治疗,由于骨折位于髋臼顶部,通常需要行大转子截骨才能充分显露骨折并固定。该型骨折愈后较差。

三、髋关节后脱位合并股骨头骨折(Ⅴ型)

髋关节后脱位合并股骨头骨折是一种少见的损伤。在 1869 年 Birkett 通过尸体解剖首次报告了此种损伤,此后由于病例数量少,分类不统一,极容易漏诊及误诊,在 1980 年以前的英文文献中仅报告了 150 个病例。近年来,随着高速交通的发展,此类患者明显增多,但其治疗对大多数骨科医师而言仍是一个颇为棘手的问题。

(一)损伤机制

髋关节后脱位合并股骨头骨折是一种高能量损伤,多与车祸有关;尤其在撞车时未使用安全带、屈髋屈膝撞击引起。其次为摔伤,也有报告说对大转子的直接暴力也能引起此种损伤。

创伤作用机制为暴力沿股骨干长轴传导,股骨头向后上移位,此时屈髋 90°,造成髋关节后脱位;屈髋 60°,坚硬的髋臼后缘对股骨头产生剪式应力,造成骨折。Pipkin Ⅰ型为内收型骨折,Pipkin Ⅱ型为外展位损伤;当股骨头骨折后,与颈相连的部分成锐性边缘,在暴力继续作用下,向近端从骨膜下剥离,有时甚至达髂嵴,此时股骨头在骨膜下固定,持续的脱位暴力造成股骨颈骨折为 Pipkin Ⅲ型损伤。

当屈髋＞60°时,发生锤砧作用,使髋臼易骨折,且髋臼及股骨头的关节软骨破坏,Ⅱ期形成变性,愈后差。

(二)分类

Thompson 分型的第Ⅴ型为髋后脱位合并股骨头、颈的骨折,之后 Pipkin 又将第Ⅴ型分为4个亚型。

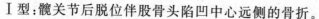

Ⅰ型：髋关节后脱位伴股骨头陷凹中心远侧的骨折。

Ⅱ型：髋关节后脱位伴股骨头陷凹中心近侧的骨折。

Ⅲ型：Ⅰ或Ⅱ型伴股骨颈骨折。

Ⅳ型：Ⅰ或Ⅱ型伴有髋臼骨折。

从上述分类方法，基本能判断出损伤的严重程度和预后；该分类体系得到了大多数医师的认同。

临床近十年来发现多例Ⅰ型合并Ⅱ型的骨折病例。

（三）临床表现

（1）临床表现：典型特征为患肢的缩短、内旋、内收、屈曲畸形，有时伴有同侧肢体的损伤，如股骨干、膝、小腿等，有时因为搬运等原因，会使脱位复位，而失去上述体征，且常因高能量损伤致全身大脏器损伤或伴有休克等病情，容易漏诊。

（2）放射学：对创伤患者一定要有骨盆正侧位平片，必要时辅以CT等检查。

（四）治疗

对髋关节后脱位合并股骨头骨折的治疗，包括手法整复及手术治疗，然而采取哪种方法仍有很大分歧。Epstein等研究表明，手术能获得较好的效果，且提倡Ⅰ期手术，因为手法复位对关节面、股骨颈会造成进一步损伤，即使尝试手法复位后再行手术治疗，预后也会较差。而Stewar等研究则显示：经手法复位治疗后，功能随时间的增长会有改善；而手术治疗只能逐渐变差。Epstein指出经五年随诊，功能上只会逐渐变差。有学者均认为应急诊处理，尽早复位。动物试验发现股骨头缺血坏死仅见于脱位6小时以上的情况。根据临床及随诊发现，早期复位能使股骨头血供尽早及完全恢复，延至12小时以上则有害。且由于高能量损伤，在纠正心肺异常，出血的同时，尽早复位能减轻低血压。

1.手法复位

不适当的手法复位能造成进一步的损伤，如Bigelow环绕复位施加太大应力于股骨颈，使股骨颈与髂骨翼发生杠杆作用，能造成Ⅰ型及Ⅱ型骨折加重为Ⅲ型骨折。另外，环绕时加大旋转，还能造成坐骨神经损伤，因此整复前后一定要详查下肢神经的功能。Stimson法因需患者俯卧位，而较少应用。临床上常在麻醉下应用Allis法复位。复位后应达到：①髋关节解剖复位；②股骨头解剖复位。

手法复位后摄双髋正位片，确定复位及作双侧对比，如与对侧X线片比较，关节间隙增大超过2 mm则提示：①关节内游离碎骨块；②复位不完全；③软组织嵌入。此时应作 CT 等检查并考虑切开复位内固定。随后应评估髋关节稳定性，在屈髋 0°～30°内轻微活动髋关节，如能保持稳定，并经影像学确认解剖复位则可行牵引治疗 6 周，之后再经 6 周免负重活动。

2.手术治疗

由于存在关节内碎骨块及软组织嵌入等因素影响复位，故多需手术治疗。

(1)手术适应证：①手法复位失败或髋关节在复位后的 X 线片及 CT 片上未及解剖复位；②复位后髋关节不稳定；③明显的髋关节粉碎性骨折或复位后骨折块移位>2 mm；④手法复位后出现坐骨神经症状；⑤合并股骨颈骨折；⑥股骨头承重区大块骨折。

(2)手术入路的选择：较大折块(>1/3)时内固定是必要的，股骨头中心凹陷远侧折块通常较小，且属于非负重区，可行切除，不影响功能；有学者认为没有必要切除，因为股骨头部分缺损，会影响与髋臼的适合性，但研究中未发现明显差异。不论手术切除或内固定，术后仍需要牵引 6 周。

切开复位时应注意保护股骨头的血供，约有超过 1/3 的病例其残留于关节内的较大骨块仍有关节囊等软组织与髋臼相连，原则上应尽量保留，但不能因此而过分延长手术时间或影响复位质量。部分学者对圆韧带提供血供的重要性持怀疑态度。

对股骨头骨折块多采用可吸收钉或直径 4 mm 的半螺纹钉埋头后固定。可吸收钉的最大优点在于股骨头晚期坏死塌陷时，其本身不会对髋臼软骨造成进一步的损害。

Ⅰ型骨折位于股骨头前内下部，采用髋后侧入路时，需极度内旋股骨，股骨头脱位时骨折面正对着髋臼方向，不便于骨折块复位及内固定。通常采用髋关节前入路显露髋关节，与髋关节外展外旋位下很方便骨折的复位和固定。

Ⅱ型骨折块常常被髋臼所遮盖，目前流行的方法是行大转子截骨，显露髋关节前方关节囊，切开前方的关节囊来显露骨折并固定。

Ⅲ型骨折通常是在Ⅰ型和Ⅱ型骨折脱位的基础上，股骨颈嵌卡在髋臼缘上造成股骨颈的骨折。由于骨折本身固有的特点，很难对这个骨折进行有效的固定。所以，就是患者很年轻，通常也只能行人工关节置换术。

Ⅳ型骨折的髋臼骨折块多因较小而可以切除，较大髋臼后壁骨折块通常选用髋关节后侧入路进行复位固定。其疗效与Ⅰ、Ⅱ型骨折大致相当，明显好于Ⅲ型骨折。

(五)并发症

早期并发症主要有坐骨神经损伤、无法闭合复位及漏诊膝关节损伤,后者包括股骨远端、胫骨平台或髌骨骨折,其发生率可高达 25% 左右。而前两者的发生率与其他髋关节骨折脱位大致相仿,并也多需手术治疗。

晚期并发症主要有以下 3 种。

(1)股骨头缺血坏死:Ⅰ、Ⅱ、Ⅳ 型坏死率为 6%~40%,Ⅲ 型坏死率高达 90% 以上。多数学者强调应在受伤后 6~12 小时内复位髋关节,并应在 3~6 个月避免负重。

(2)创伤性关节炎:其发病率在 30% 以上。早期行 ORIF 可通过清除关节内碎骨头,准确复位及确保髋关节的稳定性而减少关节炎的发生。

(3)髋关节周围骨化。

第四章

下 肢 损 伤

第一节　股骨颈骨折

股骨颈骨折占股骨近端骨折的 53％,其中无移位(包括嵌插性骨折)骨折占 33％,有移位骨折占 67％。股骨颈骨折存在的问题:①骨折不愈合。②股骨头缺血坏死。近年来由于内固定技术的进步,骨折不愈合率大大降低,但股骨头缺血坏死率仍无改善。

一、股骨颈骨折分型

股骨颈骨折分型可归纳为 4 类:①根据骨折的解剖部位;②根据骨折线的方向(Pauwels 分型);③根据骨折移位的程度(Garden 分型);④AO 分型。

(一)解剖部位分型

将股骨颈骨折分为头下型、经颈型和基底型三型。骨折位置越接近股骨头,缺血坏死发生率越高。但各型的 X 线表现受投照角度影响很大,影响临床实际的准确评估。目前此类分型已很少应用。

(二)骨折线方向分型

Pauwels(1935)根据骨折线走行提出 Pauwels 分型(图 4-1),认为 Pauwels 夹角度数越大,即骨折线越垂直,骨折端所受到的剪式应力越大,骨折越不稳定,不愈合率随之增加。

但该分型存在两个问题,第一,投照 X 线时股骨颈与 X 线片必须平行,这在临床上难以做到。第二,Pauwels 分型与股骨颈骨折不愈合及股骨头缺血坏死无明显对应关系。

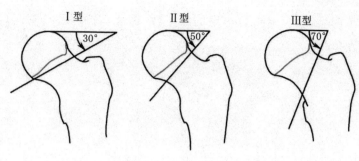

图 4-1　Pauwels 分型

(三)骨折移位程度分型

Garden 分型是目前应用最广泛的股骨颈骨折分型,根据骨折移位程度分为 Ⅰ～Ⅳ型(图 4-2)。Ⅰ型:不全骨折。Ⅱ型:完全骨折无移位。Ⅲ型:完全骨折有移位。Ⅳ型:完全骨折完全移位。Garden 发现随着股骨颈骨折移位程度递增,不愈合率与股骨头缺血坏死率随之增加。

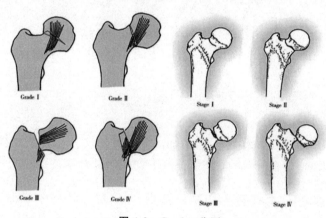

图 4-2　Garden 分型

(四)AO 分型

将股骨颈骨折归类为股骨近端骨折中的 B 型(图 4-3)。

二、股骨颈骨折的治疗原则

无移位及嵌插型股骨颈骨折(Garden Ⅰ,Ⅱ型)占所有股骨颈骨折的 15%～33%。无移位的股骨颈骨折虽然对位关系正常,但稳定性较差。嵌插型股骨颈骨折端相互嵌插,常有轻度内翻。由于骨折端嵌入松质骨中,其内在的稳定性也不可靠。Lowell 认为嵌插型股骨颈骨折只要存在内翻畸形或股骨头后倾超过 30°便失去了稳定性。由于嵌插型股骨颈骨折的患者症状轻微,肢体外旋、内收、短缩等畸形不明显,骨折端具有一定的稳定性,因此,对此是采取保守治疗还是手术治疗存在争议。

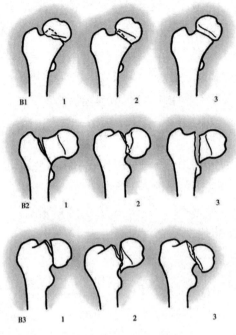

图 4-3　AO 分型

B1 型:头下型,轻度移位。1.嵌插,外翻≥15°;2.嵌插,外翻<15°;3.无嵌插

B2 型:经颈型。1.经颈部基底;2.颈中部,内收;3.颈中部,剪切

B3 型:头下型,移位。1.中度移位,内收外旋;2.中度移位,垂直外旋;3.明显移位

目前认为,对于无移位或嵌插型股骨颈骨折,除非患者有明显的手术禁忌证,均应考虑手术治疗,以防止骨折再移位,并减少患者卧床时间,减少骨折并发症发生。

移位型股骨颈骨折(Garden Ⅲ,Ⅳ型)的治疗原则:①解剖复位;②骨折端加压;③稳定的内固定。

移位型股骨颈骨折如患者无手术禁忌证均应采取手术治疗。

手术时机:由于股骨颈骨折的患者多为老年人,尽快手术可以大大减少骨折并发症发生及原有心肺疾病的恶化。目前多数学者主张应在 6~12 小时之内急症手术。

术前牵引:对于手术之前是否需要牵引争议较大。对于移位型股骨颈骨折,首先应尽早施行手术(6~12 小时之内)。如由于某种原有无法急症手术,并非需要常规牵引。如行术前皮肤或骨骼牵引，一定要保持肢体处于中立位或轻度屈曲外旋位，以避免肢体处于伸直内旋位对于血运的继续损害。

股骨颈骨折的复位：骨折的解剖复位是股骨颈骨折治疗的关键因素。直接影响骨折愈合及股骨头缺血坏死的发生。Moore 指出，X 线显示复位不满意者，实际上股骨颈骨折端接触面积只有 1/2。由于骨折端接触面积减少，自股骨颈基底向近端生长的骨内血管减少或生长受阻，因而降低了股骨头颈血运。

复位的方法有两种，闭合复位和切开复位。应尽可能采取闭合复位，只有在闭合复位失败，无法达到解剖复位时才考虑切开复位。

（一）闭合复位

1.McElvenny 法

将患者置于牵引床上，对双下肢一同施行牵引；患肢外旋并加大牵引；助手将足把持住后与术者把持住膝部一同内旋；肢体内旋后将髋关节内收。McElvenny 认为解剖复位及外展复位均不稳定，主张使股骨颈骨折远端内侧骨皮质略内移，使其位于股骨头下方，以使其稳定性增加。因此提出在复位完成以后自大转子向内侧用力推骨折远端，至远端内移（图 4-4）。

2.Leadbetter 法

Leadbetter 采用髋关节屈曲位复位方法：首先，屈髋 90° 后行轴向牵引，髋关节内旋并内收。然后轻轻将肢体置于床上，髋关节逐渐伸直。放松牵引，如肢体无外旋畸形即达到复位（图 4-5）。

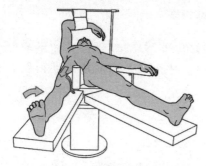

图 4-4　McElvenny 法

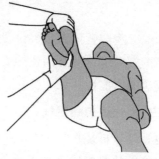

图 4-5　Leadbetter 法

（二）复位的评价

X 线评价：闭合复位后，应用高质量的 X 线影像对复位的满意程度进行认定。Simon 和 Wyman 曾在股骨颈骨折闭合复位之后进行不同角度 X 线拍片，发现仅正侧位 X 线片显示解剖复位并未真正达到解剖复位。Lowell 提出：股骨头的凸面与股骨颈的凹面在正常解剖情况下可以连成一条 S 形曲线,一旦在 X 线正侧位任何位置上 S 形曲线不平滑甚至相切,都提示未达到解剖复位。

Garden 提出利用"对位指数"(后被称为 Garden Index)对股骨颈骨折复位进行评价。Garden lndex 有两个角度数值:在正位 X 线片上,股骨颈内侧骨小梁束与股骨干内侧骨皮质延长线的夹角正常为 160°,在侧位 X 线片上股骨头中心线与股骨颈中心为一条直线,其夹角为 180°(图 4-6)。Garden 研究了大量病例后发现股骨颈骨折复位后,在正侧位 X 线片上 Garden lndex<155°病例组中,股骨头缺血坏死率近为 7%,而 Garden lndex>180°病例组中,股骨头缺血坏死率达 53.8%。Garden 认为,如果复位后 Garden lndex 在 155°~180°之内即可认为复位满意。

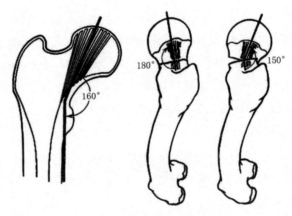

图 4-6 Garden 对位指数

尽管有些学者认为外展位复位可以增加骨折端的稳定性,但目前大多数学者均提出应力求达到解剖复位。只有解剖复位,才可以最大限度地获得股骨头血运重建的可能性。

(三)复位后的稳定性

股骨颈骨折复位后稳定与否很大程度上取决于股骨颈后外侧是否存在粉碎。如果后外侧粉碎则失于后外侧有效的骨性支撑,随后常发生复位失败以致骨折不愈合。因此,对于伴有后外侧粉碎的股骨颈骨折,可考虑一期植骨。

(四)切开复位

一旦闭合复位失败,应该考虑切开复位,即直视下解剖复位。以往认为切开复位会进一步损害股骨头颈血运。近年来,许多学者都证实切开复位对血运影响不大。Banks 的结论甚至认为切开复位后不愈合率及股骨头缺血坏死率均有下降。其理由是,首先切开复位时关节囊切口很小,而解剖复位对血运恢复起到了良好的作用。切开复位可采用前侧切口或前外侧切口(Watson-Jones切口)。有人提出,如存在股骨颈后外侧粉碎,则应选择后方切口以便同时植骨。但大多数学者认为后方切口有可能损害股骨颈后外侧残留的血运,故应尽量避免。

(五)股骨颈骨折的内固定手术方法

应用于股骨颈骨折治疗的内固定物种类很多。内固定的原则是坚强固定和骨折端加压。但必须强调解剖复位在治疗中至关重要。各种内固定材料均有自身的特点和不足。医师应该对其技术问题及适应证非常熟悉以选择应用。

三翼钉作为治疗股骨颈骨折的代表性内固定物曾被应用多年,由于其本身存在许多问题而无法满足内固定原则的要求,在国际上早已弃用。目前经常应用的内固定材料可分为多针、螺钉、钩钉、滑动螺钉加侧方钢板等。

1.多针

多针固定股骨颈骨折为许多学者所提倡(图4-7)。多针固定的优点主要是可在局麻下经皮操作,从而减少出血、手术死亡及感染的危险。其缺点:①固定强度不足。②在老年骨质疏松的患者中,有在股骨转子下进针入点处造成骨折的报道。③存在固定针穿出股骨头的可能。多针固定总的牢固强度较弱,因此主要试用于年轻患者中无移位的股骨颈骨折(Garden Ⅰ、Ⅱ型)。

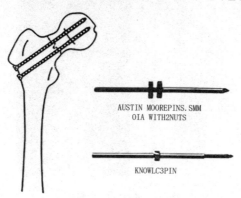

图4-7 多针固定

2.钩钉

Stromgqvist及Hansen等人设计了一种钩钉治疗股骨颈骨折。该钉插入预先钻孔的孔道后在其顶端伸出一个小钩,可以有效地防止钉杆穿出股骨头及向外退出,手术操作简便,损伤小(图4-8)。

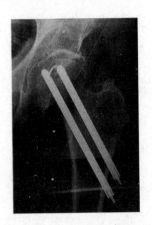

图 4-8 Hansen 钉

3.加压螺钉

多根加压螺钉固定股骨颈骨折是目前主要提倡的方法,其中常用的有 AO 中空加压螺钉、Asnis 钉等(图 4-9)。中空加压螺钉的优点有骨折端可获得良好的加压力;3 枚螺钉固定具有很高的强度及抗扭转能力;手术操作简便,手术创伤小等。由于骨折端获得加压及坚强固定,骨折愈合率提高。但对于严重粉碎性骨折,单纯螺钉固定的支持作用较差,有继发骨折移位及髋内翻的可能。

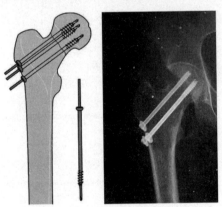

图 4-9 中空加压螺钉

4.滑动螺钉加侧方钢板

滑动螺钉加侧方钢板主要有 AO 的 DHS 及 Richards 钉(图 4-10)。其特点是对于股骨颈后外侧粉碎,骨折端缺乏复位后骨性支持者提供可靠的支持。其头钉可沿套管滑动,对于骨折端产生加压作用,许多学者指出,单独应用时抗扭转能力较差,因此常在头钉的上方再拧入一颗加压螺钉以防止旋转。

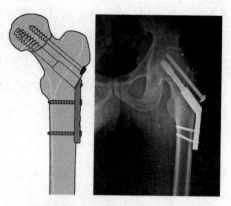

图 4-10 **动力髋螺钉**(DHS)

5.内固定物在股骨头中的位置

对于内固定物在股骨头中的合理位置存在较大的争议。Cleceland、Bailey、McElvenny 等人均主张在正侧位 X 线片上,内固定物都应位于股骨头中心。任何偏心位置的固定在打入时有可能造成股骨头旋转。另外股骨头中心为关节下,致密的骨质较多,有利于稳定固定。Fielding、Pugh、Hunter 等人则主张内固定物在 X 线片正位上偏下,侧位上略偏后置放,主要是为了避免髋关节内收,外旋时内固定物切割股骨头。Lindequist 等人认为远端内固定物应尽量靠近股骨颈内侧,以利用致密的股骨距来增加其稳定性。尽管存在争议,目前一致的看法是由于血运的原因,内固定物不应置于股骨头上方。关于内固定物进入股骨头的深度,应距离股骨头关节面大约 5 mm 为宜。

第二节 股骨转子间骨折

股骨转子间骨折多发生于老年人。女性发生率为男性的 3 倍,老年患者致伤原因多为摔伤。而年轻患者致伤原因多为高能损伤,如交通伤、高处坠落伤等,需注意是否合并股骨头,股骨颈,髋臼骨盆,脊柱及胸腹部损伤。

一、损伤机制

多数患者的股骨转子间骨折为跌倒所致的低能量损伤,并主诉转子部受到直接撞击。由于患者多为老年人。其跌倒的原因与其原有疾病所引起的步态异常有关。如心脑疾病,视力听觉障碍,骨关节疾病等。此类患者中合并其他部位骨折的发生率为 7%～15%。常见有腕部,脊柱,肱骨近端及肋骨骨折。

高能量所致的股骨转子间骨折较为少见,多为机动车伤和高处坠落伤,其骨折类型多为逆转子间骨折或转子下骨折。Barquet 发现在此类患者中合并同侧股骨干骨折的发生率为 15%。如不注意则容易漏诊。

二、放射学诊断

标准的正侧位 X 线片对于正确诊断尤为重要。正位 X 线片应包括双侧髋关节。对于患侧应施以轻度内旋牵引,以消除患肢外旋所造成的重叠影像,从而对于骨折线方向,小转子是否累及,骨折粉碎和移位的程度做出正确判断。标准侧位 X 线片可以显示后侧骨折块及其移位程度。健侧 X 线片可以帮助医师了解正常的股骨颈干角及骨质疏松情况,以便正确选择治疗方法。多数情况下普通 X 线足以诊断。极个别患者由于骨折无移位而 X 线显示阴性,但主诉髋部疼痛并体检高度怀疑时需行 CT 或 MRI 检查。

三、骨折稳定性评估

股骨近端所受的生理应力在负重时分解为:①垂直分力,使股骨转子间骨折后的股骨头颈发生内翻移位。②沿股骨颈轴线的分力,使骨折端获得加压(图 4-11)。在骨折愈合之前,肢体负重时垂直分力由内固定材料所承载。骨折的稳定性的评估直接关系到骨折的复位,内固定材料的选择决定术后能否肢体负重。骨折的形态决定骨折的稳定性以及骨折复位后的稳定性。内侧弓(小转子)的完整性及外侧壁(大转子)是否累及直接影响骨折的稳定性。

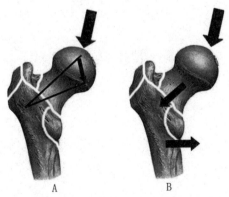

图 4-11 骨折所受应力

A.内翻应力;B.轴向应力

四、分型

大致分为：①基于骨折形态的描述（Evans、Ramadier、Decoulx、Lavarde 等）。②对于骨折稳定性的评估（Tronzo、Ender、Jensen 改良 Evans 分型、AO 等）。

（一）Evans 分型

Ⅰ型：无移位的 2 部分骨折。

Ⅱ型：移位的 2 部分骨折。

Ⅲ型：3 部分骨折，后外侧壁不完整（合并大转子骨折）。

Ⅳ型：3 部分骨折，内侧弓不完整（合并小转子骨折）。

Ⅴ型：4 部分骨折，后外侧壁，内侧弓均不完整（合并小转子骨折）。

R 型：逆转子间骨折。

其中 1,2 型为稳定型。其余均为不稳定型，大小转子的粉碎程度与复位后骨折的稳定性成反比。

（二）AO 分型

将股骨转子间骨折纳入其整体骨折分型系统中。归为 A 类骨折。A1 为简单骨折。A2 为粉碎性骨折。A3 为转子下骨折。每型中根据骨折形态又分为 3 个亚型。AO 分型便于进行统计学分析。

股骨转子间骨折稳定与否取决于两个因素：①内侧弓的完整性（小转子是否累及）。②后侧皮质的粉碎程度（大转子粉碎程度）。另外，逆转子间骨折非常不稳定。小转子骨折使内侧弓骨皮质缺损而失去力学支持，造成髋内翻。大转子骨折则进一步加重矢状面不稳定。其结果造成股骨头后倾。逆转子间骨折常发生骨折远端向内侧移位，复位不良则会造成内固定在股骨头中切割。骨折的不稳定是内固定失用（弯曲，断裂，切割）的因素之一。

五、治疗

股骨转子间骨折多见于老年人，保守治疗所带来的肢体制动和长期卧床使骨折并发症的发生难以避免。牵引治疗无法使骨折获得良好复位，骨折常常愈合于短缩，髋内翻的畸形状态，从而造成患者步态异常。因此，手术治疗，牢固固定是股骨转子间骨折的基本治疗原则。

（一）保守治疗

保守治疗只在某些情况下考虑应用。对于长期卧床肢体无法活动的患者，患有全身感染疾病的患者，手术切口部位皮肤损伤的患者，严重内科疾病无法耐受手术的患者,保守治疗更为安全。保守治疗根据患者治疗后有无可能下地行走可以归为两类方法。对于根本无法行走的患者无须牵引或短期皮牵引。止痛对症治疗。积极护理防止皮肤压疮。鼓励尽早坐起。对于有希望下地行走的患者,骨牵引 8～12 周。力求骨折复位。定期拍 X 线片,对复位和牵引重量酌情进行调整。去除牵引后尽快嘱患者功能练习及部分负重。骨折愈合满意后可行完全负重。

保守治疗并发症较多,如压疮、尿道感染、关节挛缩、肺炎以及血栓等。因此,近年来一致认为,如患者伤前能活动,股骨转子间骨折的治疗原则是骨折的坚强内固定及患者术后早期肢体活动。保守治疗只适于不能耐受麻醉及手术的患者(如近期心肌梗死患者),以及伤前不能活动且伤后无明显不适患者。Horowitz(1966)报道在转子间骨折患者中,牵引治疗组死亡率达34.6%,而内固定组死亡率为 17.5%。近年由于手术技术的提高,内固定材料的不断发展,手术并发症的发生大大减少。手术治疗股骨转子间骨折已成为首选方法。

(二)手术治疗

手术治疗的目的是使骨折得以良好复位,牢固固定,以允许患者术后早期肢体活动及部分负重。从而尽快恢复功能。

骨折能否获得牢固固定取决于以下因素:①骨骼质量;②骨折类型;③骨折复位质量;④内固定物的设计;⑤内固定物在骨骼中的置放位置。

(三)手术时机

Bottle 等人的研究显示(2006),24 小时以后手术患者死亡率明显增加。目前多数学者认为伤后 48 小时手术较为安全。在最初 12～24 小时内应该对于患者进行全面检查,对于异常情况予以积极纠正。其中包括血容量的补充,吸氧及原有疾病的相关药物治疗。与此同时,进行充分的术前计划和麻醉准备。

1.骨折复位

骨折的良好复位是下一步治疗的关键。如果复位不佳,不论选择哪种内固定材料都难以获得满意的固定。

对于稳定型骨折,轴向牵引,轻度外展内旋即可获得解剖复位。由于骨折端扣锁后完整的内侧弓可以提供稳定的力学支持,任何内固定物置入后均可得到牢固固定。

对于不稳定骨折,难以达到完全解剖复位。强行将大,小转子解剖复位使手术创伤增加,且解剖复位往往不易维持。目前多数学者主张对于不稳定骨折恢复股骨颈干的解剖关系即可,而无须追求完全解剖复位。

2.内固定材料

近年来治疗股骨转子间骨折的内固定材料不断发展更新,其中常用的标准内固定物可分为两类。①髓外固定(滑动加压螺钉加侧方钢板):Medoff Plate钉板,Richards 钉板,DHS 等。②髓内固定:Ender 针,PFN,Gamma 钉,PFN-A,Intertan,Asian IMHS,等。

(1)髓外固定材料。

1)滑动加压螺钉加侧方钢板固定:滑动加压螺钉加侧方钢板应用于股骨转子间骨折的治疗。其基本原理是将加压螺钉插入股骨头颈部以固定骨折近端,在其尾部套入一侧方钢板以固定骨折远端。由于滑动加压螺钉加侧方钢板系统固定后承受大部分负荷直至骨折愈合;固定后股骨颈干角自然恢复、骨折端特别是骨距部分可产生加压力、目前已成为股骨转子间骨折的常用标准固定方法。如发现大转子粉碎,可加以支持钢板或螺钉等以固定大转子。

2)头钉置放的合理位置:TAD 值是指正常解剖状态下股骨头颈中轴线在正侧位与股骨头关节面交点与头钉顶点的距离之和。Baumgaertner 等认为 TAD值(头钉的尖顶距)是可以独立预测头钉切出的最重要因素(不稳定骨折,患者年龄也是头钉切出的预测因素)。他们分析了198 例转子间骨折患者(其中 16 例头钉切出),发现 TAD 值≥27 mm,无头钉切出;TAD 值>45 mm,头钉切出率增加至 60%。他们建议,如术中导针置入后 TAD 值>25 mm,需考虑重新复位或改变导针位置。TAD 值的测量方法如图 4-12 所示。

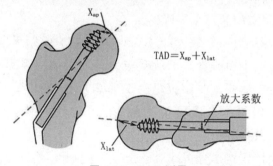

图 4-12 TAD 测量

有人主张头钉的位置位于股骨头颈中下 1/3(正位),偏后(侧位)。股骨头中下 1/3 偏后部位骨质较密,头钉置入后不易发生切割。Hartog 等人的尸体标本实验结果认为偏心位固定抗旋转力较差。主张以中心位固定为佳。

内上方固定应该避免。其原因:①股骨头内上方骨质薄弱,内固定难以牢固。切割发生率较高。②外侧骺动脉位于股骨头上方偏后，该动脉供应股骨头大部分血运。头钉内上方置放极易损伤外侧骺动脉而引起股骨头缺血坏死。

3）头钉进入的深度：应位于股骨头关节面下方 5～12 mm。此区域骨质致密，螺钉拧入后具有良好的把持作用。头钉进入的深度如果距离股骨头关节面 12 mm 以上则把持作用明显减弱，螺钉松动及切割的发生率增加。

（2）髓内固定：髓内固定可分为顺行髓内针和逆行髓内钉（弹性髓内针）两类。

1）弹性髓内针：1970 年 Enders 等人首先报道应用 3 根较细而且更有弹性的髓内针治疗股骨转子间骨折，在股骨转子部可分别放置于压力、张力骨小梁处，提高了固定的稳定性，在 20 世纪 70 至 80 年代得到广泛应用。其优点：①手术时间短，创伤小，出血量少；②患者肢体功能恢复快；③感染率低；④骨折延缓愈合及不愈合率低。缺点有术后膝关节疼痛；髓内针脱出；髓内针穿出股骨头；术后外旋畸形愈合等。近年来，Enders 针在成人股骨转子间骨折的应用逐渐减少。仅用于小儿下肢骨干骨折。

2）顺行髓内针：顺行髓内针固定股骨转子间骨折在近年来有很大发展，主要有 Gamma 钉、PFN、PFN-A、Intertam、Asian IMHS 等。其特点是通过髓内针插入一螺栓至股骨头颈（Interlocklng）。其优点：①有固定角度的螺栓可以维持复位后的股骨颈干角；②有效地防止旋转畸形；③骨折闭合复位，髓内固定使骨折端血运干扰减少，提高骨折愈合率；④中心位髓内固定，内固定物所受弯曲应力较钢板减少，内固定物断裂发生率降低。

Gamma 钉近端部分直径较大，固定牢固。生物力学结果发现固定之后股骨近端所受应力明显减少而股骨远端所受应力是增加的。因此，在靠近钉尾部的股骨远端常发生继发骨折。文献报道的发生率为 1%～8%。另外其头钉较为粗大，又只是单枚螺钉。抗旋转能力较差，螺钉在股骨头中切割的发生率较高。

一般认为髓内固定对于骨折端血运干扰小，手术创伤轻微。骨折愈合率高。但手术操作要求较高。固定之前骨折需获得良好复位。在某种情况下只有外展位才能获得复位而在此位置髓内针则无法打入。另外髓内针操作技术的学习曲线较长。目前普遍认为，对于稳定型股骨转子间骨折髓外固定即可。而对于不稳定型股骨转子间骨折，特别是反转子间骨折，由于髓内针属中心位固定而具有很好的抗弯能力，应视为首选。

(四)注意事项

1.逆转子间骨折

由于该部位本身的力学不稳定性,髓内固定应为首选。并尽可能闭合复位以保留骨折端血供,以保证骨折愈合。如果只能采取髓外固定则应选择 DCS。DCS 对于骨折近端的支持固定可以防止骨折近端向外移位,而 DHS 对于骨折近端没有任何控制作用,股骨头颈的拉力螺钉又可以在套筒内滑动,股骨头颈所受到的轴向应力可以造成骨折近端向外侧移动从而使复位丢失,因此 DHS 在逆转子间骨折应该禁用。

2.外侧壁破裂,不稳定性增加

外侧壁是内固定材料把持的唯一部位,同时也是维持骨折固定后稳定性的重要因素。外侧壁的破裂,使得多数内固定材料(髓内固定,DHS)的近端失去骨性支持而又不存在任何固定,因而骨折端极不稳定。常见的移位有两种:①骨折近端向外侧移位。②骨折发生旋转移位(旋转性切割)。此时头钉并没有穿出股骨头,但在股骨头中的位置明显改变。旋转移位发生后,患者臀中肌肌力减弱因而出现臀肌步态。外侧壁破裂的原因:①原始破裂。②医源性损伤。对于原始存在外侧壁破裂的股骨转子间骨折应该在 DHS 基础上附加转子钢板固定,或采取股骨近端钢板固定,以加强外侧壁的支持。对于外侧壁薄弱存在潜在劈裂风险的股骨转子间骨折,Gotfried 设计并应用 PCCP 钢板,对于控制骨者近端的旋转移位非常有效。

3.股骨转子间骨折钢板固定

目前随着锁定钢板的普及应用,一些医师对于股骨转子间骨折采用锁定钢板固定。很多公司纷纷推出各种股骨近端锁定钢板。应该明确,钢板固定是偏心固定,抗弯曲应力强度较差,不适当的负重后钢板断裂率很高,不应作为常规固定方式。其适应证很严格:①外侧壁严重破裂。②某些翻修手术(如 DHS 失效后股骨头颈中部不适合置放常规头钉)。

4.髓内钉固定后隐性出血

髓内钉的固定曾被认为创伤较小。但临床发现对于软组织的创伤与髓外固定无异。近年来很多医师特别注意到髓内钉固定后隐性出血问题。患者术后明显大腿肿胀,有时伴有大片皮下淤血。血红蛋白明显降低。对 PFNA 固定的股骨转子间骨折患者围术期的研究发现,围术期总出血量 $706\sim937$ mL,其中 80% 为隐性出血。Foss 等人的研究显示股骨转子间骨折髓外固定组平均出血量 547 mL 而髓内固定组平均出血量高达 1473 mL。因此老年股骨转子间骨折髓内固定后要密切观察患者血红蛋白,血细胞比容的变化,必要时积极输血纠正。

选择不同的内固定方法,除根据医师操作技术熟练程度、内置物供应情况及价格等因素以外,仅由原始骨折类型、骨折粉碎程度以及骨质疏松严重程度去综合分析,或可得出以下的意见:髓外固定适用于 AO 分类之 A1 和 A2-1 型稳定转子间骨折,如果患者骨折虽然稳定但有严重之骨质疏松亦应选用带锁髓内固定。对于 A2-2、A2-3 型和 A3 型应选用带锁髓内固定。

5.外固定支架

外固定支架治疗股骨转子间骨折时有报道。其优点是手术操作简便,创伤轻微。缺点是术后活动不方便,近端针道感染率较高,膝关节活动受限。需严格进行针道护理。主要应用于严重多发创伤及老年体弱多病,无法耐受内固定手术的患者。

6.人工关节置换

人工关节置换术主要应用于严重粉碎股骨转子间骨折并伴有严重骨质疏松的患者,其目的在于减少卧床时间,早期下地部分或全部负重。由于股骨转子间骨折常累及股骨矩,使得人工关节置换后的稳定性降低,因此适应证的选择非常严格。

第三节 股骨干骨折

股骨干骨折是发生于股骨小转子远侧 5 cm 以远至距股骨内收肌结节 5 cm 以内的骨折,占成人股骨骨折的 36.27%,主要见于 21～30 岁年轻男性和 31～40 岁女性。在 AO 分型中,A 型占 70.26%,B 型占 18.17%,C 型占 11.57%。其中中段骨折最常见,开放性骨折少见,双侧股骨干骨折往往合并其他系统的损伤,死亡率高达 1.5%～5.6%,少数股骨干骨折会伴有内侧血管的损伤。

一、损伤机制

(一)直接暴力

高能量损伤,如车祸撞击、挤压、枪击等,常见于年轻患者,多导致横行或粉碎性骨折。

(二)间接暴力

(1)高能量损伤,杠杆作用、扭转作用,如高空坠落、疲劳行军等,常见于年轻患者。

(2)低能量损伤,病理性骨折,常见于老年患者。间接暴力多导致斜形或螺旋形骨折。

二、骨折分型

股骨干骨折常用的分型系统为 AO-OTA 分型系统,根据 AO-OTA 分型系统将股骨干骨折分为三型。A 型为简单骨折;A1 亚型为螺旋骨折,A2 亚型为短斜形骨折,A3 亚型为横断骨折。B 型为楔形骨折,B1 亚型为螺旋形蝶形骨块;B2 亚型为斜行蝶形骨块;B3 亚型为粉碎的蝶形骨块。C 型为复杂骨折,C1 亚型为复杂螺旋形骨折;C2 亚型为节段性骨折;C3 亚型为复杂不规则形骨折。

三、治疗方法

(一)非手术治疗

牵引是治疗股骨干骨折历史悠久的方法,可分为皮牵引和骨牵引,皮牵引只在下肢损伤的急救和转运时应用。骨牵引是股骨干骨折最常用的治疗方法(图 4-13),现在则只作为骨折早期固定的临时方法,骨牵引有足够的力量作用于肢体使骨折获得复位,通常使用胫骨结节骨牵引或股骨髁上骨牵引,股骨髁上骨牵引比胫骨结节骨牵引能够对骨折端提供更为直接的纵向牵拉,但在骨折愈合后膝关节僵直的发生率较高。

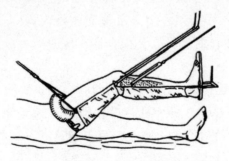

图 4-13 应用 Thomas 架进行骨牵引

虽然股骨干骨折的治疗已转移到手术治疗,但患者偶尔也必须采取牵引治疗,过去几十年在治疗开放和闭合损伤方面取得了成功,仍需要掌握这方面的知识。

(二)手术治疗

1.外固定架

由于外固定架的固定针经常把股四头肌与股骨干固定在一起,所形成的瘢痕能导致永久性的膝关节活动丧失,另外股骨干骨折外固定架固定针横穿髂胫束和股外侧肌的肌腹后针道感染率高达 50%,所以现在外固定架不能作为闭合股骨干骨折的常规治疗方法。外固定架可作为一种股骨干骨折临时固定。外固定架固定股骨干骨折最主要适应证常用于多发创伤,这种损伤由于合并其他损伤需要进行快速、稳定的固定;外固定架固定股骨干骨折还用于Ⅲ型开放性骨折。这些患者一旦情况改善,可将其更换为内固定(接骨板或髓内针),多数学者认为 2 周内更换为内固定是安全的。超过 2 周应在取出外固定架后全身应用抗生素和局部换药,2 周后再更换为内固定。

2.接骨板

切开复位接骨板内固定现在不再是治疗股骨干骨折的首选方法。其手术适应证包括髓腔极度狭窄的骨折;邻近骨折的骨干有畸形;股骨干骨折合并同侧股骨颈骨折;合并血管损伤需广泛暴露以修补血管的严重骨折;多发创伤不能搬动的患者等。

接骨板内固定的优点主要有直视下骨折切开复位可以获得解剖或近解剖复位;不会增加骨折以远部位损伤,如股骨颈骨折和髋臼骨折等;不需要特殊的设备和放射科人员。缺点一是固定所需要广泛剥离软组织、形成股四头肌瘢痕、大量失血。二是接骨板固定属偏心固定,力臂比髓内针长 1~2 cm,增加了内固定失效的危险。文献所报告的内固定的失效率是 5%~10%,股骨干骨折接骨板内固定的感染率高于保守治疗和闭合复位髓内针内固定,感染率是 0~11%。三是由于接骨板下骨皮质的血供受到损害或产生的应力遮挡效应,可造成接骨板取出后发生再骨折。

简单的骨折,最少也应该应用 10 孔的宽 4.5 的接骨版。对于粉碎性骨折,骨折端两侧至少有5枚螺丝钉的距离。过去推荐每侧至少 8 层皮质固定,现在接骨板的长度比螺丝钉的数目更重要。应用长接骨板和少的螺丝钉固定并没有增加手术的创伤,螺丝钉经皮固定接骨板。每侧3枚螺丝钉固定,生物力学最大化,1 枚在接骨板的末端,1 枚尽可能接近骨折端,1 枚在中间增加接骨板和骨的旋转稳定性。横断骨折可以预弯接骨板,通过加压孔加压骨折端。斜型骨折应用通过接骨板的拉力螺丝钉加压骨折端。对于粉碎性骨折采用接骨板固定时应用牵开器复位股骨干骨折以获得正常的力线和长度,不追求绝对的解剖复位,避免了一定要获得解剖复位而对骨折端软组织进行的广泛剥离,也不剥离骨折端,并使用桥接接骨板代替加压接骨板,骨痂由骨膜形成而不是一期愈合,缩短了愈合时间,明显改善了接骨板固定的临床疗效。

尽管接骨板有许多缺点,但只要正确选择其适应证,正确掌握放置接骨板的手术技术,也可取得优良的结果。

3.带锁髓内针

股骨干大致呈直管状结构,是进行髓内针固定的理想部位。髓内针有多个优点:第一,髓内针所受到的负荷小于接骨板,使得它不易发生疲劳折断;第二,骨痂受到的负荷是逐渐增加的,刺激了骨愈合和骨塑形;第三,通过髓内针固定可以避免由于接骨板固定所产生的应力遮挡效应而导致的骨皮质坏死。在理论和实践中,髓内针固定比其他形式的内固定和外固定还有许多优点。虽然进行闭合髓内针固定需要特殊的设备和放射技术人员,但是它容易插入,而且不需要接骨板固定时的所进行的广泛暴露和剥离。因为闭合髓内针技术没有破坏骨折端的血肿,也没有干扰对骨折愈合早期起关键作用的细胞和体液因子,所以闭合髓内针技术是股骨骨折的一种生物固定,较小的手术剥离和减少感染率。

(1)顺行带锁髓内针(髓内针从近端向远端插入):闭合复位顺行带锁髓内针固定是治疗股骨干骨折的金标准。愈合率可高达99%,而感染率和不愈合率很低(<1%)。顺行带锁髓内针几乎适合于所有股骨干骨折。闭合带锁髓内针的临床结果大部分取决于术前、术中仔细计划。包括髓内针的长度和直径:长度应在股骨残留骺线和髌骨上缘之间,直径不<10 mm;体位、复位方法和是否扩髓和锁钉的数目。精确的髓内针入点是非常关键的,开孔应在转子中线的后侧和大转子窝的转子突出的内侧。这样保证开孔将位于冠状面和矢状面股骨干髓腔轴线上。对于所有骨折进行常规静力锁定可以减少继发于没有认识到的粉碎性骨折的术后内固定失效。

(2)逆行髓内针(髓内针从远端向近端插入):逆行髓内针的主要优点是入点容易,骨折复位不影响其他部位的损伤。主要适应证有同侧股骨干骨折合并股骨颈骨折、髋臼骨折、胫骨骨折、髌骨骨折和胫骨平台骨折。相对适应证是多发创伤的患者,双侧股骨干骨折,肥胖患者和孕妇。对于多发骨折或多器官损伤的患者,平卧位对患者的稳定最好,逆行髓内针插入能够快速地完成,双侧股骨干骨折用逆行髓内针固定不用变换体位,血管损伤的患者需要修复血管,可以快速插入不锁定的髓内针有利于血管修复,肥胖的患者,顺行髓内针入点非常困难,而逆行髓内针较容易。

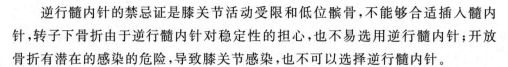

逆行髓内针的禁忌证是膝关节活动受限和低位髌骨,不能够合适插入髓内针,转子下骨折由于逆行髓内针对稳定性的担心,也不易选用逆行髓内针;开放骨折有潜在的感染的危险,导致膝关节感染,也不可以选择逆行髓内针。

(三)术后康复

1.指导活动

闭合髓内针术后,患者尽早能够忍受的肌肉和关节活动。指导患者股四头肌力量练习和渐渐负重,所有患者应尽早离床活动,对于多发创伤患者,即使仅仅坐起来也可减少肺部并发症。

2.特殊类型骨折的治疗

未合并其他部位骨折和软组织损伤的股骨中段简单的横断和短斜骨折,用闭合髓内针治疗容易。但是多数股骨干骨折的部位和类型复杂可能合并其他损伤,所以多数股骨干骨折治疗时需要在标准髓内针做一些改进,以下常见情况是股骨干骨折特殊治疗。

(1)粉碎性骨折:粉碎性骨折是高能量损伤的标志。粉碎性骨折常伴随大量失血或开放性骨折,发生全身并发症如脂肪栓塞综合征也高。静力锁定带锁髓内针已取代其他方法用于治疗粉碎性骨折。这些髓内针可达到远近端的髓腔,恢复股骨的轴线,没必要复位粉碎性骨折,骨折块自髓腔移位 2 cm,不影响骨折愈合,在此部位将形成丰富的骨痂。在系列 X 线片的研究中,在骨折愈合过程中移位的皮质骨块成角和移位逐渐减少。不建议用髓内针加钢丝捆绑骨折块这种方法,这种方法是引起骨折愈合慢或不愈合的主要原因。

(2)开放性股骨干骨折:股骨干开放性骨折通常是由高能量的损伤引起,还可能合并多个器官的损伤。股骨干开放性骨折过去几十年的临床研究表明积极的手术治疗更能取得明显效果。Ⅰ和Ⅱ型的开放性骨折髓腔没有肉眼污染最好急症用髓内针治疗。ⅢA开放股骨干骨折如果清创在 8 小时内可行髓内针固定,如果存在清创延迟或ⅢB损伤,可选择外固定架治疗。股骨干开放性骨折合并多发创伤的患者,应用外固定架固定治疗。对于动脉损伤需要修补的骨折(ⅢC)外固定架是最好的稳定,因为它能快速完成血管修复后再调整。肢体血供恢复后,外固定架可以换成接骨板或髓内针。ⅢC开放性骨折合并多发损伤不稳定的患者,有截肢的相对适应证。

(3)股骨干骨折合并同侧髋部骨折:股骨干骨折合并同侧股骨颈骨折的发生率 1.5%～5%。股骨颈骨折通常为垂直剪切(PauwelⅢ)型,股骨颈骨折移位小和不粉碎。股骨干骨折时因不能用 X 线诊断整个股骨全长,股骨颈骨折常被延迟诊断,1/4 到 1/3 的股骨颈骨折初诊时被漏诊,股骨干骨折合并同侧隐性股骨颈骨折早期漏诊率更高,临床医师应通过对患者的受伤机制分析,应考虑隐性股骨颈骨折的可能,术前可用 CT 明确诊断,行股骨干骨折带锁髓内针时术中和术后密切注意股骨颈骨折存在,可以减少股骨颈骨折的延误诊断。

现在最常用的方法是用逆行髓内针固定股骨干骨折,股骨颈骨折用空心钉或 DHS 固定,还有接骨板加空心钉固定,顺行髓内针加空心钉固定股骨干合并股骨颈骨折,重建髓内针用一内固定物同时有效固定股骨近端和股骨干两骨折,后两项技术的主要并发症是对一些股骨颈骨折不能达到解剖复位。

(4)股骨干骨折合并同侧髋关节脱位:文献报道的这种损伤 50% 的髋脱位在初诊时漏诊。髋脱位后平片股骨近端内收,所以对股骨干骨折进行常规骨盆 X 线片检查是避免漏诊的最好方法。股骨干骨折合并同侧髋关节脱位需急症复位髋脱位,以预防发生股骨头缺血坏死,股骨干用接骨板或髓内针进行固定。伤口关闭后闭合复位髋脱位。

(5)股骨干骨折合并同侧股骨髁间骨折:股骨干骨折合并股骨髁间骨折存在 2 种类型。一是股骨髁间骨折近端骨折线与股骨干骨折不连续;二股骨髁间骨折是股骨干骨折远端的延伸。这种损伤有多种方法治疗,包括两骨折切开复位一接骨板固定;两骨折切开复位分别用两接骨板固定;股骨髁间骨折切开复位,而在股骨干插入髓内针进行固定。带锁髓内针对这 2 处损伤可提供良好的固定,特别对股骨髁间骨折无移位者。

(6)髋关节置换术后股骨干骨折:髋关节置换术后股骨干骨折不常见,外伤后,应力集中在股骨假体末端引起骨折,这种骨折分为 3 型:Ⅰ型,螺旋骨折起于柄端的近端,骨折位置被假体末端维持。Ⅱ型,在假体末端的骨折。Ⅲ型,假体末端以下的骨折。治疗根据骨折类型和患者是否能耐受牵引和第 2 次手术,Ⅰ型骨折假体柄维持骨折稳定,骨牵引 6~8 周,这时患者有足够的骨痂也许保护性负重,通常需要带骨盆的股骨支具。Ⅱ型骨折可以保守治疗,也可以把以前的股骨柄换为长柄,Ⅲ型骨折可以保守治疗或切开复位加压接骨板内固定。如Ⅲ型骨折发生在股骨远1/3,可以用逆行髓内针治疗。

四、并发症

并发症的类型与严重程度和治疗骨折的方法有关。近年随着治疗的改进特别是闭合带锁髓内针出现并发症明显降低。

(一)神经损伤

在治疗股骨干骨折中引起神经损伤有以下几种形式:骨牵引治疗的患者小

腿处于外旋状态,腓骨近端受到压迫,腓总神经有可能损伤,特别在熟睡和意识不清的患者容易发生。这种并发症通过调整牵引方向,在腓骨颈部位加用棉垫,鼓励患者自由活动牵引装置来避免。

术中神经损伤的原因:一是复位困难过度牵引,复位困难的原因是手术时间延迟,试图强行闭合复位,牵引的时间长、力量大,一般股骨干骨折 3 周后闭合复位困难,采取有限切开能够避免这种并发症。二是患者在手术床不适当的体位直接压迫。会阴神经和股神经会受到没有包裹的支柱的压迫。仔细包裹水平和垂直面的支柱可以防止这种损伤。

(二)血管损伤

强大的暴力才能导致股骨干骨折,但血管损伤并不常见。虽然穿动脉破裂常见,在骨折部位形成局部血肿,但股骨干骨折后股动脉损伤<2%,由于血管损伤发生率低往往被忽视。穿动脉破裂术后患者血压不稳定,股骨干局部肿胀可触及波动,应立即手术探查,结扎血管,清除血肿。

股动脉可以是完全或部分撕裂或栓塞和牵拉或痉挛。微小的撕裂可以引起晚期血管栓塞。虽然下肢通过穿动脉有丰富的侧支循环,股动脉栓塞不一定必然引起肢体坏死,但是血管损伤立即全面诊断和治疗对保肢非常重要。

(三)感染

股骨干骨折接骨板术后感染率约为 5%,闭合带锁髓内针感染率<1%。感染与骨折端广泛剥离、开放性骨折、污染的程度和清创不彻底有关。多数感染患者在大腿或臀部形成窦道流脓。患者在髓内针后数周或数月大腿有红肿热痛,应怀疑感染。平片可以看到骨膜反应和骨折部位密度增高的死骨,血液检查包括白细胞记数和血沉、C 反应蛋白对诊断不重要,对评价以后的治疗有一定帮助。

股骨感染需要手术治疗,如果内固定对骨折稳定坚强应保留,治疗包括彻底清除死骨和感染的软组织、伤口换药和合理应用抗生素。多数股骨干骨折即使存在感染也可在 4~6 个月愈合,骨折愈合到一定程度可取出髓内针,进行扩髓取出髓腔内感染的膜和骨。如果内固定对骨折不能提供稳定,需考虑其他几种方法。骨折稳定程度通过髓内针锁定或换大直径髓内针来增加。如果股骨干存在大范围死骨,取出髓内针后彻底清创,用外固定架或骨牵引固定,在骨缺损部位放置庆大霉素链珠。患者在伤口无渗出至少 3 个月后,开始植骨。

(四)迟延愈合和不愈合

骨折不愈合的定义和治疗还存在许多争议,迟延愈合指愈合长于骨折的愈合正常时间。股骨干骨折 6 个月未获得愈合即可诊断为迟延愈合。诊断不愈合最少在术后 6 个月结合临床和连续 3 次 X 线无进一步愈合的迹象诊断,多数骨不愈合的原因是骨折端血供不良、骨折端不稳定和感染和骨折端分离骨缺损和软组织嵌夹,骨折端血供不良主要原因是开放性骨折和手术操作中对骨折端软组织的广泛剥离,骨折端稳定不够主要是髓内针长度不够和继发的锁钉松动。另外既往有大量吸烟史,术后非甾体消炎药的应用和多发创伤也是骨折不愈合的因素。

有多种方法治疗骨折不愈合,包括动力化、交换大直径的髓内针、接骨板固定和植骨,或几种方法合并使用。动力化通过去除锁钉的方法治疗骨折不愈合,似乎是一种简单有吸引力的方法,但临床报告很失望,一项报告治疗骨折迟延愈合,在 4~12 个月动力化,一半以上的患者不愈合,需要其他治疗,问题严重的是一半患者肢体短缩 2 cm 以上,因此常规不推荐动力化。扩髓换大直径髓内针临床报告的区别很大,愈合率有的达 96%,有的只有 53%。效果不明确。有学者报告取出髓内针后采用间接复位的方法用接骨板固定加自体髂骨植骨的方法取得了明显的疗效。骨折端存在明显不稳定时,在髓内针加侧板稳定旋转不稳定,是一种简单有效经济的方法,报道愈合率可达 100%。

(五)畸形愈合

股骨干骨折畸形愈合在文献中被广泛讨论,短缩畸形愈合一般认为短缩 >1 cm,但 >2 cm 患者就可能产生症状。成角畸形通常定义为在矢状面(屈-伸)或冠状面(内-外翻)>5°的成角,髓内针固定总发生率在 7%~11%。髓内针固定预防成角畸形应在复位、扩髓、插入和锁钉时注意。正确的入点和保证导针居髓腔中央能够减少成角畸形的发生。如导针偏离中心,可以通过一种称为"挤压"(Poller)螺丝钉的技术矫正。严重的畸形愈合通过截骨矫正,再用带锁髓内针固定。旋转畸形<10°的患者无症状,超过 15°可能有明显的症状,表现在跑步和上楼梯有困难。术后发现超过 15°的旋转,应立即矫正。

(六)膝关节僵直

股骨干骨折后一定程度的膝关节僵直非常常见,僵直与骨折部位、治疗方法和合并的损伤有关。颅脑损伤和异位骨化都会影响膝关节活动,多数认为接骨板固定会使膝关节僵直。股骨干骨折在屈曲和伸直都受影响,一般表现为被动屈曲和主动伸直受限。屈曲受限主要是股四头肌瘢痕,特别是股内侧肌。积极主动的膝关节活动练习能够有效地预防。股骨干骨折固定后在开始6~12周无明显进展,需要考虑麻醉下活动,晚期行膝关节松解术。

(七)异位骨化

髓内针后臀肌部位的异位骨化的确切原因还不清楚。可能与肌肉损伤导致钙代谢紊乱有关,也可能与扩髓碎屑没有冲洗干净有关,但前瞻性研究,冲洗髓内针伤口并未减少异位骨化的发生。异位骨化临床上症状少,很少有异位骨化影响髋关节的活动报道,推荐在股骨干骨折获得愈合和异位骨化成熟后进行治疗,可同时进行髓内针取出和切除有症状的异位骨化,术后用小剂量的放射治疗或口服吡罗昔康。

(八)再骨折

股骨干骨折愈合后在原部位发生骨折非常少见,多数发生在接骨板取出后2~3个月,且多数发生在原螺丝钉钉孔的部位。预防再骨折:一是内固定物一定要在骨折塑形完成后取出,通常接骨板是术后2~3年,髓内针是术后1年;二是取出接骨板后,应逐渐负重,以使骨折部位受到刺激,改善骨痂质量。股骨干再骨折通常可采用闭合带锁髓内针治疗,一般能够获得愈合,患者可很快恢复完全负重。

第四节　股骨转子下骨折

股骨转子下骨折是发生于股骨小转子及其远端5 cm之内的骨折,属于较为常见的骨折,占所有髋部骨折的10%~30%。应当引起注意的是该区域多发生病理性骨折,据统计17%~35%的转子下骨折是病理骨折。转子下骨折不同于邻近的转子间骨折,该区域内骨不连的发生率较高,其中的原因如下:①股骨转子下区是应力集中区,骨折极不稳定。②股骨转子下区主要由皮质骨构成,血供相对转子间区域少,骨折的愈合能力相对弱。③多为高能量损伤,周围软组织损伤严重。④选用切开复位及剥离显露内侧骨折块过多破坏断端血运。

一、转子下骨折损伤机制

(一)高能量损伤

如机动车事故、高处坠落伤。

（二）低能量损伤

如老年性骨质疏松跌倒所致骨折,病理性骨折。

（三）股骨颈骨折空心钉内固定术后骨折

由于空心钉直径 6.5～7.3 mm,三枚螺钉削弱了股骨近端张力侧皮质的坚固性,容易造成股骨转子下区骨折,建议螺钉在股骨外侧皮质的位置不要超过股骨小转子水平。

二、转子下骨折分型

Seinsheimer 分型法较常用,根据大骨片的数量、骨折线的形状与位置,将骨折分为五种类型:Ⅰ型,无移位的骨折;Ⅱ型,两块骨折(A.横形骨折;B.螺旋形骨折,小转子与近侧断端相连;C.螺旋形骨折,小转子与远侧断端相连);Ⅲ型,3 块螺旋形骨折(A.小转子形成一单独骨片;B.股骨近端形成一单独的蝶形骨片,但不包括小转子);Ⅳ型,粉碎性骨折,4 块以上骨片者;Ⅴ型,转子下-转子间骨折,任何转子下骨折伸展到大转子者。

三、手术治疗

（一）手术适应证

(1)除儿童和全身状况不允许麻醉及手术的患者,应当选择手术治疗。

(2)非手术治疗采取屈髋 90°的股骨髁上牵引。

（二）手术方案的选择和手术原则

股骨转子下骨折固定方法多样,根据不同的骨折类型选择合适的内固定物成为治疗效果的关键。

1.闭合复位髓内钉内固定

髓内钉是大转子区完整的 Seinsheimer 分型Ⅰ～Ⅳ型的股骨转子下骨折的首选固定方案。治疗中多采取长重建髓内钉,提供足够的把持力。

2.切开复位钢板螺钉内固定

动力髁螺钉(DCS)是 Seinsheimer 分型Ⅴ型或者既往该部位骨折固定失败患者的首选方案,在术中应至少保证 2 根或以上的皮质骨螺钉进入股骨距,可防止内收和旋转畸形。动力髋螺钉(DHS)因为不能提供足够的防旋能力,不适合股骨转子下骨折的治疗。

（三）手术技术

股骨转子下骨折闭合复位髓内钉内固定术。

1.体位及术前准备

侧卧位于可透视手术床或平卧于牵引床。前者需在术前测量健侧肢体长度,术中需仔细避免旋转畸形。后者术中不必过度牵引患肢,避免牵引造成骨折块进一步的移位。由于患肢远端固定,采取各种复位技巧操作近端骨折块向远端复位。术中通过透视方便比较患肢和健侧肢体的长度,容易纠正患肢的成角畸形。

2.手术入路

同股骨转子间骨折闭合复位髓内钉内固定部分。

3.骨折复位与内固定

(1)侧卧位复位技巧:此方法难点在于控制旋转,应透视调整纠正旋转畸形。首先透视膝关节,调整双髁后侧连线重叠,此后膝关节维持位置不再变动,旋转C形臂20°(或设计好的股骨颈前倾角),透视股骨近端,此时股骨颈和股骨干应在同一轴线上。

(2)平卧位复位技巧:患肢稍牵引,足极度内旋,以保持髌骨朝向正上方。近端对远端复位时,对于较小外展、屈曲移位,向内、向下压迫骨折近端,进行复位;近端外展畸形的骨折,可以用点状复位钳,沿大转子和股骨干方向临时固定;或者用一根顶棒自外向内顶推近端骨块复位。

对于远端向内移位的骨折,可以在远端使用骨钩,同时近端配合顶棒进行复位。

(3)进针点与进针方向:恰当的进针点是获得和维持复位的关键,在正位上,进针点为梨状窝偏外;在侧位上,进针点位于前1/3和中1/3交界水平。不恰当的进针点的位置和方向会导致骨折复位后的再次移位。

(4)开口与扩髓:仰卧位扩髓时,应注意使用套筒把持软钻的方向,保护外后侧皮质,避免偏向外后侧导致进针方向改变从而引起内翻。

(5)远端锁钉植入:无法使用导向器时,可应用"满圆"技术,在透视下锁钉远端螺钉。调整C形臂机的投照角度,使锁定孔成为正圆。保证钻头尖端在锁定圆孔中央,并使得钻头同锁定孔在同一轴线上,使钻的边缘正好套在锁定孔内,或者正好将其充满。

4.术后处理

理论上重建钉的设计允许术后即可负重。但临床中年龄较大、骨质疏松、粉碎性骨折不稳定的患者,可以适当延期负重。应早期行关节功能锻炼。

(四)经验与教训

(1)关于闭合复位髓内钉内固定的扩髓过程中的技术误区:①偏心扩髓,可以导致一部分骨皮质的薄弱,从而影响愈合甚至导致疲劳骨折;②转速慢导致扩髓钻卡住,如果扩髓钻卡住,应由有经验的医师取出,因为扩髓钻头在髓腔内断裂是严重的并发症;③过度扩髓导致热坏死,对于股骨干中部髓腔狭窄的患者(9 mm或以下),应当避免过度扩髓,否则可能导致髓腔内细胞的过热坏死;④脂肪栓塞,扩髓时应慢慢插入扩髓钻,并且在每次扩髓之间停留足够的时间,保证髓腔内压力回复正常。

(2)钢板螺钉固定理念:①对于简单的骨折可以采取加压钢板或者拉力螺钉在骨块间加压,获得绝对稳定;或者应用桥接钢板长板少钉的固定方法,获得相对稳定。②对于粉碎性骨折可以采取桥接钢板,近端、远端螺钉相距较远,获得相对稳定。

(3)注意对内侧骨块的血运保护。

(五)手术并发症及其防治

1.股骨转子下骨折术后内翻畸形

术中可以在正位透视中观察大转子顶点和股骨头中心的关系,二者在一条水平线上基本上颈干角在130°左右,如果大转子顶点明显高于股骨头中心,则提示存在内翻畸形;在获得良好的复位之前,不要开始扩髓,否则将难以重新复位和固定。

2.骨不连

对于转子下骨折,在进行有限切开髓内固定或髓外固定时,应注意避免破坏内侧血运导致内侧骨块坏死吸收从而引起吊臂样改变,造成骨不连和内固定失败。另外由于术中过度牵引导致骨折断端分离,应该在锁入远端静力锁钉前松开牵引,或者使用动力锁定;如果术后发现股骨近端与股骨干间隙过大,可以在术后 6 周将远端锁定螺钉动力化。

第五节 髌 骨 骨 折

髌骨骨折约占全身骨折的 1%,是相对常见的损伤。

一、损伤机制

引起髌骨骨折的原因可以分为直接暴力和间接暴力。需要强调,很多情况下髌骨骨折的产生是直接暴力、股四头肌收缩和关节塌陷共同作用的结果,难以分析损伤的确切机制。

二、分型

髌骨骨折按骨折线形状可以分为三大主要类型(图 4-14)

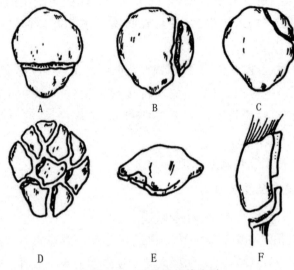

图 4-14　髌骨骨折的分型

A.横行骨折;B.垂直骨折;C.边缘骨折;D.粉碎性骨折;E.骨软骨骨折;F.袖套状撕脱骨折

(一)横行骨折

该型占所有髌骨骨折的 50%～80%,多累及髌骨中下 1/3。有时累及髌骨上下极,此时极部骨块可有不同程度的粉碎性骨折。

(二)垂直骨折

该型多累及髌骨中外 1/3,如果仅有髌骨内侧缘或外侧缘受累,不累及关节面,称为边缘骨折。垂直骨折较少有移位。

(三)粉碎性骨折

该型通常合并移位,无移位者称为星状骨折或放射状骨折。

另外有两种特殊类型的骨折:骨软骨骨折多见于髌骨半脱位或脱位后,髌骨关节面与股骨髁撞击引起骨软骨损伤。另外,在骨骼未发育成熟的儿童或青少年可能发生髌骨袖套状撕脱,远端骨折块带有大片关节软骨。

三、临床表现

多见于 20～50 岁人群,男女比例约为 2∶1,双侧髌骨骨折罕见。临床表现为肿胀、疼痛和活动障碍,查体可有局部压痛、肿胀、皮下瘀血,出血较多可有血肿形成,并有伸膝受限。

高能损伤引起的髌骨骨折往往同时伴有同侧的股骨干、股骨远端、胫骨近端骨折或髋关节后脱位,此时容易漏诊和误诊,应注意相应的症状及体格检查。

四、影像学检查

(一)X 线片

X 线片是诊断髌骨骨折的主要方法,主要有正侧位、斜位及切线位。侧位片对于横行骨折和粉碎性骨折的显示较满意,而且可以提供髌骨的全貌以及骨折块移位和关节面损伤程度的信息。切线位或称轴位,最常用的是 Merchant 法(图 4-15):患者仰卧位,屈膝 45°,膝关节略抬高,保持股骨和台面平行,X 线方向与桌面成 30°斜向下投射。

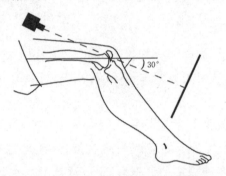

图 4-15 Merchant 法髌骨 X 线检查示意

X 线片上的髌骨骨折不愈合有时需要与二分髌骨相鉴别。

侧位片评估髌骨位置的较可靠方法为 Insall 指数,即髌骨长度和髌腱长度之比,正常值>1.0,<1.0 提示高位髌骨或髌韧带断裂(图 4-16)。

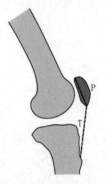

图 4-16 Insall 指数

髌骨长度(P)与髌腱长度(T)之比

(二)CT

CT 扫描能够发现 X 线片无法判断的隐匿性骨折和不完全骨折,并能从多个断面显示骨折的细节,适用于评估合并股骨远端或胫骨近段骨折的多发骨折和复杂骨折,同时可以清楚显示骨折不愈合、畸形愈合和髌股关节排列的异常。

(三)骨扫描

髌骨的应力骨折常在骨质疏松的老年人于轻微创伤后发生。锝标记的磷酸盐复合物进行骨扫描对于诊断应力骨折很有价值,表现为相应区域出现"热区"。

五、治疗

髌骨骨折的治疗原则是尽可能保留髌骨,尽量恢复关节面的完整,修复损伤的髌骨支持带,保证伸膝装置的连续性,早期进行功能锻炼。

(一)非手术治疗

非手术治疗适用于无移位或移位距离<3 mm,且关节面台阶<2 mm,伸膝装置完整的病例。早期为减轻局部组织肿胀,可采取冰敷和弹性绷带加压包扎。

非手术治疗采用管型石膏或前后长腿石膏在伸直位固定 4~6 周。应早期行直腿抬高运动,以维持一定的股四头肌力量,一般可以带石膏部分负重。当 X 线片上出现骨折愈合和稳定的证据后,可以逐渐增加主动的功能练习。

(二)手术治疗

手术治疗的指征:骨折块移位≥3 mm 或关节面不连续、台阶≥2 mm;粉碎性骨折合并关节面移位;开放骨折;骨软骨骨折移位至关节腔。

手术技术主要包括内固定,髌骨部分切除术,全髌骨切除术 3 种类型。

1.内固定(ORIF)

髌骨骨折内固定方法较多。AO/ASIF 推荐的张力带固定技术适于治疗髌骨的横行骨折。改良的张力带固定技术有多种,一种常用的方法采用 2 枚 2 mm 克氏针纵向平行穿过髌骨,可以防止骨折块的旋转和移位,进一步增加了固定的稳定性(图 4-17)。也可以采用 3.5 mm 空心钉代替克氏针,钢丝穿过空心钉并在髌骨前方形成横"8"字张力带加强,或采用纵向张力带分别固定,也可以达到良好的骨折固定(图 4-18)。注意避免空心钉的螺纹穿出对侧皮质,否则容易导致钢丝断裂。Lotke 和 Ecker 使用另一种改良的张力带技术,将钢丝直接穿过髌骨的纵行钻孔,并在髌骨前方进行"8"字捆扎达到张力带固定。

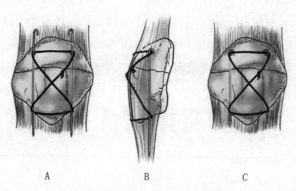

图 4-17 改良张力带固定技术，克氏针可防止骨折块旋转移位

A.2 枚克氏针纵向平行穿过髌骨，钢丝在髌骨前方成"8"字加强；B.克氏针尖端的弯钩压入髌骨内；C.将克氏针另一端多余的部分剪断

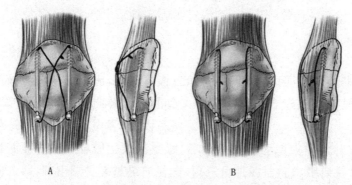

图 4-18 使用空心螺钉的改良张力带固定技术

A.空心钉固定，并用前方"8"字张力带加强；B.采用纵向张力带分别固定

对于骨质良好的简单横行骨折或移位的垂直骨折，采用 2 根松质骨拉力螺钉也可以实现固定要求。当髌骨中间部分粉碎性骨折较重，不能采用上述方法固定时，可去除中间碎骨，剩余两端骨折块用螺丝钉固定（图 4-19）。

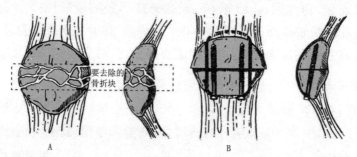

图 4-19 髌骨中部粉碎性骨折的固定技术

A.将粉碎的骨折块去除，骨折端修理平整；B.所示复位，用螺丝钉加钢丝环扎固定

随着新技术的发展和新材料的应用,目前已经有许多新的内固定方式应用于临床并取得了良好的近期和远期效果,如形状记忆骑缝钉、聚髌器等。镍钛聚髌器固定遵循了髌骨、髌股关节的解剖学及生物力学特点,利用其形状恢复力和由弧差产生的回弹力,组成了多维的以纵向为主的持续向心压应力。此种固定符合张力带原则,复位、固定兼备、可靠。具有手术创伤小、操作简单、术后可早期行膝关节功能锻炼、能有效防止膝关节粘连僵硬、利于关节功能恢复、取出方便等优点。

2.髌骨部分切除

如果髌骨粉碎性骨折而无法对所有骨折块进行稳定固定,则考虑进行髌骨部分切除和伸膝装置修补术。这种情况多见于上下极的粉碎性骨折。切除粉碎部分,通过剩余髌骨纵行钻孔,作为肌腱或髌韧带缝合的通道,将髌韧带或股四头肌腱与保留的骨块缝合固定,然后对髌骨支持带进行重叠修复。

3.全髌骨切除

当骨折粉碎严重、无法保留主要的与股骨关节的连续性骨折块时,可行全髌骨切除术。虽然手术技术简单,术后制动时间缩短,但远期疗效并不满意,并发症较多,在行全髌骨切除时,将碎骨片仔细解剖并清除,保留尽量多的软组织。用不可吸收缝线修复伸膝装置,采用直接缝合或重叠缝合。术中缝线收紧之前,应保证膝关节可以弯曲到 90°而不对吻合口产生过分张力。如果没有足够的肌腱或韧带,可以行倒 V 字缝合术,填充缺损。术后膝关节伸直位石膏制动 3～6 周,并逐渐开始康复训练。

六、并发症

(一)膝关节活动障碍

髌骨骨折后膝关节活动障碍较为常见,主要是屈膝末期的活动度减低,另外行全髌骨切除术的患者伸膝末期力弱也很明显。随张力带手术的广泛开展,患者可以早期开始功能锻炼,因此骨折愈合后一般可以达到功能性的活动范围。

(二)感染

术后发生的感染需根据固定的稳定性和骨块血运情况进行处理。若固定牢固,血运良好,可行清创冲洗、放置引流,静脉应用足量抗生素。如果感染持续且有死骨形成,须将死骨完全清除,并行修补成形术,术后严格制动。

(三)内固定失败

可由内固定方式不合适、内固定不牢固、严重粉碎性骨折、不合适的负重运动及制动时间不足所致。轻微的移位可以通过延长制动时间促进骨折愈合,如移位过大或导致伸膝装置受损,则需要再次手术处理。

(四)创伤性骨关节炎

为髌骨骨折的远期并发症,常伴明显的髌股关节疼痛。治疗主要是非甾体消炎药及理疗。

(五)骨折延迟愈合及不愈合

如果诊断骨折延迟愈合,需要一段时间的制动和观察。如果骨折仍未愈合,且患者不能耐受不愈合所致的功能受限,则需要再次手术重新固定。

(六)缺血性坏死

髌骨骨折术后的缺血性坏死少见,X线表现为坏死骨端密度增高。治疗无特殊,一般采取随诊观察,数年后可能出现再血管化。

(七)内固定物刺激

保留内固定物所致的疼痛与软组织受到金属尖端的刺激有关。如有必要可将内固定物取出,但必须在骨折完全愈合、膝关节活动度恢复的基础上进行。年轻人骨质坚硬,松质骨螺钉在骨质内数年后常难以取出。

第五章

脊柱疾病

第一节　颈椎间盘突出症

　　与外伤性颈椎间盘突出症不同，目前大家所称谓的颈椎间盘突出症的主要病因和发病机制是颈椎积累性劳损、颈椎退行性病变。除少数患者呈急性发作外，大多数患者病情呈缓慢进行性加重，病理改变最终广泛波及颈椎骨关节与韧带结构，如椎体边缘骨赘形成，钩突关节及小关节突关节增生肥大、项韧带、后纵韧带及黄韧带肥厚，局灶性钙化，甚至骨化，椎间盘突出的椎间隙失稳，椎体退行性滑移等一系列病理改变，进而侵压相邻的神经根、脊髓、椎动脉、或激惹颈交感神经丛，引发一组复杂的多样性临床症状和体征。急性发作者常无颈椎骨质增生等退行性改变，一些专家称之为"软性"突出，而伴有明显骨关节退变者被称为"硬性"突出。颈椎病不仅包括已发生继发改变的颈椎间盘突出症，还包括颈椎管狭窄症、颈椎后纵韧带骨化症、黄韧带骨化症、颈椎退行性不稳等一些明确分类的颈椎退行性疾病，但颈椎病又不包含"软性"颈椎间盘突出症。有人将两者以年龄划分也是不科学的，60岁以上老年人颈椎退变比较严重，但多椎间盘突出造成不全瘫者并非少见，以骨赘形成来划分两者，并以骨赘形成解释颈椎病的发病机制也随着病理解剖和临床研究的深入而被质疑。如过去常以钩突关节增生肥大压迫椎动脉造成供血不全，但近年来人们已认识到，椎间盘突出和颈椎先稳造成椎动脉供血不全的临床表现远比钩突关节增生肥大的概率高得多。颈椎病一词目前仍流行，是习惯的延续。把颈椎间盘突出视为颈椎病同一种疾病的不同病理改变阶段也不准确和科学，因为多节段椎间盘膨出最终演变成"颈椎病"实际上是颈椎管狭窄症，并不少见。

一、病因及发病机制

颈椎间盘位于第 2 颈椎至第 1 胸椎间,共 6 个,呈前厚后薄之盘状,即为使颈椎椎体相连呈生理前凸状,又使颈椎各节有一定的活动度,可视为颈椎最大的关节。由于下位颈椎处于重量较大的头颅和相对固定的胸椎之间,所以颈椎间盘在平衡承重和适应头颅屈伸旋转等活动中比其他部位更容易发生劳损和退行性改变。成年人下位颈椎间盘已没有血液供应,其营养主要通过可控性强的透明软骨板微孔自椎体压力渗透和弥散,并通过透明软骨板微孔将代谢产物再向椎体静脉窦渗出,这种组织液的双向扩散,恰似一安全阀控制,保证了椎间盘的新陈代谢。除此之外由前后纵韧带的血管提供了纤维环表层的营养。髓核是一种由交织成立体网状的胶原纤维及充填其内的丰富的蛋白多糖、少量的软骨细胞所构成的胶冻样物质。蛋白多糖的硫酸软骨素链是亲水基团。椎间盘的弹性和张力取决于透明软骨板的通透性和髓核的含水量,随着劳损和年龄增大,硫酸软骨素逐渐退变成硫酸角质素,含水量自婴幼儿期 90% 左右下降至 60~70 岁的 60% 左右。一些研究结果表明突出的椎间盘呈一系列组织学、生物化学改变,如早期的纤维环纤维肿胀,细胞数减少且肥大,无核或核坏死,部分弹力纤维横向或纵向断裂,后期椎体边缘软骨细胞增多,钙化等病理改变。随着年龄的增加,小血管渗透能力也下降,纤维环弹力纤维失营养变性.在劳损中不断自内向外断裂,整个椎间盘的弹性及张力下降,髓核破裂或游离,导致椎间盘的突出或膨出。这种退行性病变是潜移默化的,头颈部外伤可加速或促进这种退行性病变的进程,演变成椎间盘的急性和严重的突出,短期内症状加重或突然出现不同程度的瘫痪。若这种退变缓慢发展,慢性椎间盘突出,就会导致严颈椎高度降低,相应的椎间关节和钩突关节负重加大,解剖和生物力学关系紊乱,颈椎失稳和异常活动,椎体上下缘骨赘形成和关节肥大增生。前后纵则带和后方的韧带松弛,并不断被牵拉、撕裂和自骨性组织上分离,不断的出血机化,产生骨赘和后纵韧带及黄韧带的肥厚。慢性椎间盘突出者,术中可见后纵韧带受髓核的免疫化学刺激和撕裂出血,而形成局限性钙化灶甚至骨化、突出的椎间盘、骨赘和肥厚钙化的后纵韧带复合物,会对神经、脊髓等重要功能组织产生机械性压迫或动力性磨损。可随着脊柱前柱的退变演变。后方关节突肥大增生,黄韧带肥厚钙化内突,构成节段性椎管狭窄,从前后左右挤压椎管内神经组织,使之在机械性受压的同时,脊髓血供缺乏或终止,从而产生变性、水肿,严重者产生囊性改变。

颈椎的先天畸形,如融合椎、生理前凸过大等可因应力失衡,导致融合椎节上、下椎间盘的劳损概率增大而过早突出。

颈椎外伤后,颈椎间盘纤维环受暴力直接作用而撕裂破损,髓核组织急性疝出,造成急性脊髓损伤。车祸及坠落伤不仅造成颈椎骨折脱位,而且同时造成急性和亚急性椎间盘突出的灾难性结果已屡见不鲜。

除 Lanurelle 认为颈髓 4~8 节灰质前角基底的外侧中间柱存在交感神经细胞,并发出节前纤维外,一般认为颈髓并无节前纤维发出,而起源于 $T_{1~2}$ 的脊髓灰质的外侧中间柱,出脊髓后升至颈部换元,形成上、中、下颈交感神经节和连接三个节的交感神经干。颈上节发出灰交通支加入第 1~4 颈神经前支并随其分布。还发出灰交通支到面神经、舌咽神经、迷走神经和副神经中,发出的咽支在咽的侧面与喉上神经相汇合,形成咽丛、心支终于心深丛。颈中节发出的灰交通支加入第 5、6 颈神经,发出心支至心深丛,另有锁骨下袢支,沿锁骨下动脉下行,然后再上行止于颈下交感神经节。颈下节位于椎动脉后面,常在第一肋颈处形成星状神经节,发出灰交通支参与第 7、8 颈神经组成。从颈下节还发出较大支在椎动脉周围形成椎动脉丛,发出的心支到心深丛。

交感干发出体壁支随颈神经而行,参与脊膜支返回椎间孔成为寰椎神经的一部分,分布于颈椎间盘纤维环浅层、后纵韧带和硬膜外之间的疏松结缔组织和血管中,同时还供应硬脊膜、椎体后骨膜等。颈椎间盘的巨大突出或多间隙突出均会造成颈源性眩晕和眼、耳、心等功能异常。

二、临床表现

(一)流行病学资料

颈椎间盘突出症多发生于 40~50 岁,突出部位以 $C_{5~6}$、$C_{4~5}$ 为最多。据5家医院手术治疗的颈椎间盘突出症共 1 176 例,30~40 岁占 22%,40~50 岁占 41%,50~60 岁占 28%,60 岁以上 9%。单一节段突出者占 18%,2 个节段 37%,3 个节段者 43%,4 个节段者 2%,突出部位:$C_{5~6}$ 约占 98%,$C_{4~5}$ 占 96%,$C_{6~7}$ 占 21%,$C_{3~4}$ 占 9%,$C_{2~3}$ 占 0.9%,$C_7~T_1$:占 45%。相邻 2~3 个节段突出者占 71%,跳跃型占 11%。首发症状:颈椎间盘突出引起的颈、肩胛角内上区及上肢痛者相当常见,多在门诊处置,无法统计。1 176 例手术病例中 29 例因髓核疝入椎管内上肢剧痛难忍而手术。42 例因颈椎间盘突出颈源性眩晕行经皮激光椎间盘减压术。余下 1 105 例中 13% 先双手麻木后发展成为四肢麻木,双腿乏力、发紧僵硬笨拙或不能行走。87% 先自脚向上逐渐麻木无力步态蹒跚艰难,发展成四肢不全瘫,病程 1 天至 3 年,平均6.1 个月。

(二)临床分型及表现

目前尚无标准的分类方法,根据突出的部位、方向、位置节段多寡,病理程度等有不同的分类。

1.突出部位

根据突出部位可分为上位颈椎间盘突出和下位颈椎间盘突出,前者指 $S_{3\sim4}$ 以上椎间盘突出,占 18％左右,并常同下位突出并存。

2.突出方向

根据突出的方向可分为前突出、后突出、椎体内突出、侧突出。多节段巨大前突出伴骨赘者可同气管一起前后压迫食管引起吞咽困难,较大的凸入椎管内的椎间盘组织可压迫神经根或脊髓。多节段椎体内突出在颈段少见,但可引起颈椎的不稳定和相应临床症状。

3.突出节段

根据突出的节段多寡可分为单节段突出和多节段(2 个节段以上)突出。

4.后突出位置

根据后突出的位置可分为侧方突出、极外侧突出和中央型突出。

5.病理变化

根据病理变化程度可分为突出型、椎体后缘突出型、后纵韧带下突出型和硬膜内突出型。

突出型是指局部纤维环虽完整但变薄,髓核连同变薄的纤维环局部凸起,此型是最常见的;椎体后缘突出型指髓核突出或游离于椎体后缘和后纵韧带前方,向上位椎体后方或下位椎体后方挤压;后纵韧带下突出型指游离的髓核块刺破后纵韧带,部分挤入椎管内,直接挤压神经根或硬膜囊,术中取出游离髓核块后,可见后纵韧带局限性裂口和硬膜,但硬膜完整。游离髓核块突破后纵韧带,硬膜挤入硬膜下腔非常少见,称为颈椎间盘硬膜内突出。迄今国内外文献报道不足50 例。其发生机制尚不清楚,可能突出的椎间盘组织长期牵拉顶压后纵韧带,使之变薄,水肿,变脆,当颈部突然活动椎间盘压力骤然升高,脱水坚韧的游离髓核块(一般附有剥脱的软骨板)锐缘刺破薄弱的后纵韧带和与之粘连水肿脆弱的硬膜疝入硬膜下腔,常可导致急性四肢瘫,也有文献报道从侧方进入硬膜囊,导致亚急性神经损害者。

6.临床表现

根据临床表现可分为下列多种类型,由于这种分型易于掌握和指导临床治疗而广为采纳。

(1)神经根型:此型发病率最高,文献报道其发病率约为颈椎间盘突出症的90%,临床症状:颈痛,甚至急性斜颈,反复长时间"落枕"是本型的早期症状。上肢和手麻木疼痛,颈部酸软无力胀痛。或颈痛剧烈不敢转头,伴有肩胛区内上角针刺样、放电样、抽搐样疼痛,30%上的患者因枕大神经受刺激同时存在枕后耳后疼痛。颈部侧屈过伸、咳嗽、打喷嚏,甚至大声说话时均能诱发颈肩臂的疼痛加剧。严重者手内在肌萎缩,动作笨拙,精细动作困难。体征可见一侧颈肌痉挛,颈部活动受限。患肢浅感觉、肌力和腱反射异常,或存在手内肌(主要为骨间肌、大小鱼际肌等)萎缩,突出的节段不同,所累及的颈神经根各异,临床表现也不同(表 5-1)。

表 5-1　颈椎间盘突出症神经根型的症状和体征

突出间隙	受损神经根	疼痛部位	感觉异常	肌力减退	腱反射减弱
$C_{4\sim5}$	C_5	颈肩胛内上缘肩部和上臂外侧	上臂外侧三角肌	肱三角肌和/或二头肌	肱二头肌
$C_{5\sim6}$	C_6	颈、肩、肩胛内缘,上臂外侧,前臂桡侧,偶尔前胸	前臂桡侧拇指	肱二头肌	肱二头肌桡骨膜
$C_{6\sim7}$	C_7	与上相似,前臂背侧	前臂外侧中、示指	肱三头肌桡侧伸腕肌	肱二头肌桡骨膜
$C_8\sim T_1$	C_8	累及前臂尺侧	小指及四指尺测	手内在肌及尺测伸腕肌	无

臂丛神经牵拉试验阳性(或称 Eaton 征)。方法:检查者一手搬压患侧头部,一手握患肢手使其背伸,随着将患侧上肢外展 90°,两手同时向相反方向推拉加压,有上肢放射痛或麻木感者为阳性。

椎间孔加压试验阳性(或称 Spurling 征)。方法:患者坐位,颈部稍后伸向患侧倾斜,检查者站在患者背后,双手合掌于患者头顶缓缓向下加压,出现颈痛和患肢放射痛或肩胛区背部放射痛者为阳性。

椎间孔分离试验阳性。方法:患者端坐,检查者以弯曲的前臂于患者下颌处向上牵引,上肢麻木疼痛消失或缓解者为阳性。

(2)脊髓型:该型以四肢不全瘫,或下肢无力、发紧,行走困难为主要临床体征。占颈椎间盘突出症的 5%~9%,某医院临床统计资料显示,本型多累及中年,40~60 岁者占该型的 80% 以上,30~40 岁者占 11%,60 岁以上者占 7%~

8%,男女之比约为 2:1。大多数患者(约 90%),隐匿缓慢发病,无颈痛史和颈部活动受限。先双脚麻木继之膝关节发软、无力,走路似"无根",踏棉花感。麻木渐自足小腿向上蔓延,双腿发紧,平卧时两腿"抽筋",步态蹒跚,双手麻木,持物不能,甚至手屈伸均受限,笨拙。少数人(5%~7%)先颈肩酸痛、双手麻木,握拳乏力,渐累及双下肢,行走困难。个别人无明显外伤史,短期内骤然出现四肢麻痹,呈急性或亚急性发病。颈部按摩或突然转头时诱发四肢全瘫者,偶有发生。该型患者均表现为上运动神经元损害表现,即四肢肌张力增高,屈膝呈折刀样感,髌阵挛和踝阵挛阳性,腱反射亢进,可引出病理反射(Hoffmann 征、Babinski 征等阳性),平胸骨角水平以下躯干及下肢浅感觉迟钝。相当一部分患者在脊髓长索损害的同时,颈神经根也不同程度的受损害和压迫。临床出现上运动神经元损害的体征外,还会出现早期根性神经疼痛症状,晚期手内在肌和上肢萎缩,手指伸屈功能不全,精细动作困难,表现为上下运动神经元损害并存。少数患者颈部过屈或过伸时出现沿颈背部向躯干或上肢的触电样剧痛称为 Lhermitte 征,提示脊髓已有变性。

颈椎间盘突出症所引发的脊髓损害可大致分为以下几种。①脊髓横贯性损害:约占 70%,一般而言脊髓对缓慢进展的中央型突出物机械性压迫有惊人的耐受能力,临床仅表现为程度不一的上运动神经元损害体征,即不完全性痉挛瘫,四肢肌力一般均在 4 级以上,也很少出现括约肌功能障碍。但此种患者遭受头颈部外伤,即使很轻微,也会因颈髓突然受到后纵韧带下突出的游离髓核、硬膜内突出的髓核块钳夹挤压,发生急性颈髓损伤,突发四肢全瘫。②脊髓半横贯损害:(约占 29%),患者通常一侧上下肢肌力减弱,而对侧躯干浅感觉明显迟钝。少数浅感觉障碍和肌力下降同存在一侧,对侧浅感觉和上运动神经元损害体征并不明显,呈不典型的 Brown-Sequard 综合征。③脊髓前角损害:(约 1%)仅表现为四肢痉挛瘫,肌无力(3 级以下),但无明显的躯干四肢浅感觉异常。这可能与突出物直接侵压脊髓前动脉与大根动脉(Adamkiewiec 动脉)吻合交界区造成血管痉挛栓塞所致,脊髓前动脉供血的脊髓前角区发生缺血变性。长期的挤压,多节段巨大的椎间盘突出、颈椎不稳、硬性椎间盘突出伴黄韧带肥厚等会使脊髓发生缺血,变性和萎缩,病情呈渐进性恶化。若病情急骤加重常常提示脊髓髓内水肿、囊性变,MRI 表现为受压变细节段呈 T_2 高信号,Wada 等研究结果认为这种 MRI T_2 高信号影像可能主要表明灰质区的囊腔样变或坏死,其存在与脊髓病严重程度和术后疗效并不相关。多节段线状高信号的患者常常出现上肢肌肉萎缩,故一些学者认为 MRI T_2 高信号存在意味着脊髓内病变是不可逆的,例如神经胶质增生或囊腔样变。而另一些研究者则认为是一种可逆性变化,如水肿等。

(3)颈源性眩晕型:多节段椎间盘突出或外侧突出型患者常会出现眩晕、头痛、四肢无力、猝倒等一系列椎-基底动脉供血不全症状。过去过分强调这种颈源性眩晕系由钩突关节增生肥大直接压迫椎动脉所致。近年来研究结果表明椎间盘退变、颈椎失稳和椎间盘突出,激惹椎旁交感神经丛导致椎动脉痉挛是更常见的病因。间歇性发作,牵引可以缓解症状,临床表现也支持和符合颈椎间盘突出的流行病学特点。

(三)影像学检查

1.X 线检查

应摄取颈椎正侧、双斜位 X 线平片,以判定颈椎序列、曲度是否异常,各椎间隙高度的变化,椎体缘骨赘形成与否、钩突关节及小关节突关节增生程度等。发现异常改变部位和临床体征相符者,应加做颈椎 CT 和 MRI。X 线平片虽无确诊价值,但可排除颈椎肿瘤、结核等疾病,有一定的鉴别诊断意义。颈椎动力性拍片,即颈椎过屈、中立、过伸位侧位片,用以判定有无颈椎不稳。

2.CT 扫描

根据临床表现及 X 线平片提示的线索,可选择颈椎数个节段进行颈椎 CT 扫描,CT 扫描可清楚地显示椎间盘突出的类型、骨赘形成与否、是否合并后纵韧带骨化和黄韧带钙化或骨化,小关节突的增生肥大程度。根据要求可分别使用软组织窗和骨窗成像来观察椎间盘和骨性结构的异常表现。CT 扫描对脊髓损害程度不如 MRI 清楚,常需做 CTM。CT 矢状位不能显示椎间盘突出的形态,易因扫描节段不充分而遗漏,但过长的节段不必要的扫描存在放射性损伤的弊病,所以观察矢状位脊髓损害程度常常使用 MRI。目前已有椎动脉三维 CT 血管成像的报道,扩展了 CT 临床应用价值。

3.MRI 检查

MRI 可从矢状位、额状位及轴位,三维立体的对椎间盘突出的节段、程度、形态及脊髓受压损害的病理改变进行影像学检测观察,尤其从矢状位揭示椎间盘向椎体后缘上、下、游离突出状态,疝入后纵韧带及硬膜内突出的现象,脊髓髓内出血、水肿、囊变病灶以及脊髓萎缩变细等病理形态,MRI 是一种无创性无放射性损伤的有诊断及鉴别诊断意义的直观而清楚的一项检查。

4.磁共振血管成像(MRA)

MRA 是一种利用流动效应和相位效应两个基本成家原理的时间飞跃法

(TOF)和相位对比法(PC)进行颈部血管成像的一种磁共振新技术。为了更好地获得信噪比，椎动脉 MRA 多采用颈前表面线圈，并在扫描层面或层块上方设置一预饱和带，以射频脉冲抑制颈部静脉信号。同时应用最大信号强度投影(MIP)和多层块部分重叠技术，使椎动脉形态清晰显影，避免了血管重叠，中断等弊病。目前已成为诊断椎动脉畸形，病理性狭窄迂曲扭变的主要方法，同 CT 血管造影(CTA)、数字减影血管造影(DSA)相比，MRA 不需应用任何含碘造影剂，无放射线损害，无介入性损伤。

5.脊髓造影

脊髓造影是一种利用顺向(小脑延髓池)或逆向(自腰椎穿刺)在蛛网膜下腔注入 X 线不透性碘剂形成间接影像来判断脊髓受压节段部位、程度，并能区分脊髓受压是否因椎管内肿瘤所致。但对比剂可引起一些副损害、严重不良反应，目前已有被 MRI 所取替的趋势。

6.肌电图检查

通过肌电图波形、传导速度的异常程度来解释临床表现的辅助性检查。在鉴别运动神经元性疾病与脊髓性颈椎间盘突出症方面有一定的应用价值。

三、诊断与鉴别诊断

典型的颈椎间盘突出症的各型临床表现和颈椎影像学表现相符，诊断即可确立。但需与下列疾病相鉴别。

(一)肩关节周围炎

肩关节周围炎为肩关节周围软组织长期劳损粘连所致，主要表现为肩关节疼痛，主动及被动受限，但上肢运动、浅感觉及腱反射正常。值得提出的是约1/3神经根型颈椎间盘突出症患者，因肩关节失神经营养而合并肩关节周围炎。此种患者除肩关节周围炎表现外，尚有颈痛，上肢神经学检查有异常表现。

(二)胸廓出口综合征

胸廓出口综合征多因前斜角肌肥大、纤维化或颈肋卡压臂丛神经和/或锁骨下动脉所致，偶尔也可由第 7 颈椎横突过长引起。主要临床表现为尺神经和/或正中神经支配区疼痛、麻木、无力，甚至出现肌肉萎缩、浅感觉异常，皮肤发凉苍白等。患肢血压降低，桡动脉搏动减弱，尤其令患者深吸气后屏气，头转向患侧，上肢高举时桡动脉消失(Adson 试验阳性)。此可与颈椎间盘突出症相鉴别，并可经影像学证实。

(三)腕管综合征

腕管综合征主要临床表现为手指和腕部麻木、无力,严重者累及前臂,腕部Tinel征阳性。大鱼肌可能萎缩,但无颈痛和上肢反射异常。

(四)肺癌

肺尖部非典型肺癌可侵袭臂丛,出现肩部和上肢疼痛麻木,疼痛较剧烈。若胸片显示肺癌征象和出现 Horner 征,鉴别诊断并不困难,颈椎 MRI 可以区分两类疾病。

(五)椎管内肿瘤

早期可存在神经根刺激症状,后期出现因肿瘤体椎管内占位导致脊髓损害的临床表现。仅凭物理检查难以区分,颈椎 MRI 可资鉴别。

(六)颈椎后纵韧带骨化(OPLL)

神经根受累,脊髓受损表现同颈椎间盘突出症难以区别。颈椎 CT 具有诊断及鉴别诊断的价值。OPLL 患者颈椎 MRI 常常显示多椎间盘退变或突出,但脊髓受压变形的前缘和突出退变椎间盘尾端并不直接相触,之间有一不规则低信号或无信号区,应严格地加以识别和区分。

(七)颈椎管狭窄症

其临床症状与体征酷似颈椎间盘突出症,但其多椎间盘退变膨出、后纵韧带及黄韧带肥厚钙化、关节突肥大,脊髓多节段前后受压等。椎管矢状径<10 mm,为其影像学诊断及鉴别诊断的特征。

(八)癌性非转移性脊髓病

癌性脊髓病分为转移性和非转移脊髓病。前者系癌肿直接浸润转移至脊髓。后者病灶处无肿瘤细胞,其脊髓灰白质、后索、侧索均可受累,呈炎症、变性及脱髓鞘改变。可分为侧索变性型、亚急性坏死型及肌萎缩侧索硬化型脊髓病。年龄大,原因不明的脊髓病者,应高度怀疑。脊髓 MRI 有助于区分颈椎间盘突出所致的脊髓病抑或是非转移性癌性脊髓病。

(九)肌萎缩性脊髓侧索硬化症

此病系脊髓前角细胞、脑干运动核和皮质脊髓束受损害的一种原因不明性疾病。因其多发生于颈膨大处,不典型者易与颈椎间盘突出导致的脊髓病相混淆,影像学有时亦难以区分。前者仅表现为上运动神经元损害表现,但缺乏躯干部浅感觉障碍,有明显上肢肌萎缩伴肌束震颤,侵犯延髓者吞咽困难,电生理异常。

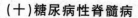

(十)糖尿病性脊髓病

约70％糖尿病患者全身小血管及微血管病变，管腔狭窄甚至完全闭塞，若累及脊髓营养血管会导致局限性营养障碍性脊髓病。血尿糖异常者若出现上运动神经元损害症状，应考虑此病的存在。MRI常有椎间盘退变的影像学改变，故应严格区分两类预后不同的疾病。

(十一)颈脊髓血管畸形

一种先天性疾病，起病于胚胎期，中年以后发病，80％为动静脉瘘，其次为毛细血管瘤，常与其他部位畸形并存。颈段脊髓血管畸形占脊髓血管畸形的15％～20％，加之胸段达30％～40％，以髓内病变为主。早期根性疼痛，并逐渐出现四肢无力，上下运动神经元损害的症状与体征，同时存在，表现为程度不一的瘫痪症状。发病极似颈椎间盘突出症，脊髓造影、选择性脊髓血管造影、MRI有助于诊断和鉴别诊断。

四、治疗

(一)非手术治疗

对单纯外侧性颈椎间盘突出导致的神经根性疼痛和颈源性眩晕型颈椎间盘突出、失稳者应先采取非手术治疗。

非手术治疗的方法有适当休息、卧床、枕头疗法、颈部理疗牵引，应用脱水药、止痛药和神经营养药等，颈源性眩晕者可加用血管扩张剂、中药制剂等。理疗牵引对于根性疼痛的颈椎间盘突出症有良好的疗效，绝大部分患者可经过非手术治疗症状好转或治愈。复发可能性存在，但缺乏复发率的确切统计数字。

(二)手术治疗

手术治疗的适应证：①神经根性疼痛严重、经牵引理疗等非手术治疗无效者。②剧烈的根性疼痛，上肢或手内在肌萎缩者，或CT和MRI证实为游离髓核疝入后纵韧带或硬膜下腔者。③颈源性眩晕、非手术治疗无效者。④脊髓受压，出现明显的上神经元损害体征者。手术方法有微创和开放性手术两种。开放性手术有经颈前路、经颈后路和经颈侧路三种。

1.经颈前路间盘切除植骨固定术

无论是否伴有骨赘形成的颈椎间盘突出症，经颈前路彻底切除突出的椎间盘组织和骨赘，(包括完全摘除后纵韧带下或硬膜内突出的游离髓核)，并同期植骨融合，重建颈椎稳定性。当机械性压迫来自脊髓前方时，行前路减压是合理和有效的。为达到彻底减压的目的,必须切除一切突出物包括增生的椎体边缘骨赘,充分显露出该节段后纵韧带。长期椎间盘突出、失稳和骨质增生物侵压,后纵韧带可发生肥厚和局限性钙化,甚至骨化,前路手术可一并切除,显露硬膜,使减压更充分更彻底。对多间隙椎间盘突出病例,过去因植骨块过长,易塌陷移位或假关节形成,令许多医师却步,而行后路减压术。尤其是多节段椎间盘突出伴颈椎不稳者后路手术不仅进一步加重了颈椎不稳定,而且仅仅让脊髓后移,疗效也不确切。

文献提示,多椎间盘突出后路减压,术后优良率不足 60%,并随时间推移,优良率逐渐下降。目前国内外一些学者采用钛网钛板复合内植物固定的方法获得了满意疗效。优点:①立即获得颈椎节段稳定效应,便于术后患者的护理与术后康复。②植骨愈合率极高,颈椎术后矫正的生理曲度和高度维持不变,从而消除了多节段椎间盘突出前路植骨的种种并发症。③仅一个切口,用取自颈椎的骨松质加压填塞钛网内,避免了取自体髂骨带来的另外创伤和诸多并发症。④大大缩短了手术时间和患者术后卧床制动牵引时间和住院天数。钛网钛板价格昂贵,有无金属遮挡效应,有待观察研究。对合并老年骨质疏松症的患者而言,有无金属切割椎体现象尚需长期的随访观察。单一间隙和大部分两个间隙植骨融合率高,此类患者仍应取自体髂骨移植。

前路单节段或双节段颈椎间盘切除术是否必须植骨融合仍有争论,有人作了前瞻性研究和疗效评定,认为研究结果支持不需植骨融合,椎间盘切除后可自发融合,颈椎稳定性不受影响。一些学者报道不植骨病例比植骨病例疗效好,术后自发性融合率达 28%~75%。但许多学者的长期随访结果表明,不植骨融合者比植骨融合者疗效差,术后椎间高度丢失,后凸成角畸形发病率较高,且术后颈痛较常见,甚至神经功能恶化,故强调必须植骨融合。

理论上植骨融合节段上下间隙可因应力转移导致进行性退变加速,但发病率仍不清楚,目前尚无长期随访的可靠资料报道。一些术后长期随访结果的报道指出,多节段椎间盘切除植骨融合术后,其上下间隙发生异常活动,并有些病例融合椎上一椎体向后滑移,故力劝不要过长节段融合。但切除已经突出的椎间盘,行脊髓彻底减压并植骨融合重建颈椎稳定是治疗的需要。

缓慢突出的颈椎间盘患者,常伴有椎体不同程度的失稳,小关节突关节和钩突关节(Luschka关节)和椎体边缘反复累积性损伤,引起骨赘形成或肥大增生。严重失稳者会导致颈椎退行性前后滑移,黄韧带肥厚钙化并向椎管内凸起,后纵韧带反复被剥起,增生肥厚局限性钙化甚至骨化也较常见。有学者采用前路椎间盘后纵韧带一期切除,直接显露硬膜,并牢固的固定(钛板或植骨),获得近期与远期均满意的疗效,不用再后路减压。前路减压植骨融合后,脊髓前移和节段性融合,肥厚钙化的黄韧带不会在活动中突入椎管,且逐渐会缩小变薄。因此一次性前路手术时可以解除脊髓压迫症状。在过去100余例此类手术中,并未发现肥厚钙化甚至骨化的后纵韧带与硬膜粘连,亦并未发生神经系统损伤并发症,术后患者四肢立即轻松,长期随访结果也令人满意。

随着钛板设计工艺的提高,单皮质螺钉已取代了双皮质螺钉,神经损伤的危险性、断钉及松动等并发症已大大降低。生物力学试验结果表明,同时行前路钛板固定,可防止植骨块的松动、移位和脱落,有效地限制椎间隙高度的丢失,提高了融合率。尤其在长节段的植骨融合和外伤性颈椎间盘突出症手术例、合并颈椎不稳的颈椎间盘突出者中附加钛板固定可明显提高颈椎的生物力学强度和稳定性。术后不需强迫患者用外固定支具或牵引来防止颈椎异常活动。慎重挑选优质合适的钛板,精细的手术操作可以避免一些潜在的并发症发生。

2.后路椎间盘切除术

单一节段的后侧方"软性"椎间盘突出导致顽固性颈肩背痛者,伴有神经根管骨性狭窄者,继往已行前路手术但根性症状依然存在者,以及气管切开插管、前路手术无法进行者,均可考虑后路椎间盘切除术。但多节段或中央性突出者不宜选用后路。椎间盘突出伴骨赘形成者后路手术疗效也不显著。过分显露神经根、广泛的小关节切除,过多的椎板减压,势必造成医源性颈椎不稳,并继发后凸畸形,长期随访结果证实,减压上方的节段常出现新的卡压并引起神经功能的恶化。同时操作不当可损伤椎动脉、神经根。术后硬膜外血肿在颈椎后路手术中并不罕见,术后已恢复良好的神经功能再度恶化,需急诊剖开切口,冲洗血肿,寻找并处理活跃的出血点或小血管,神经功能会完全恢复至第一次术后水平。拖延等待期待血肿自然吸收会导致神经功能部分或全部的丧失。后路手术创伤面瘢痕化,与硬膜粘连也是一个令人头痛和棘手的难题。且术后减压节段上下端再出现退变和狭窄,压迫脊髓并不比前路少见。曾有报道术后颈枕压迫致瘫痪加重,再次手术已无改善。

3.侧前方椎动脉减压术

因椎间盘巨大外侧方突出(可伴有或不伴有骨赘),颈椎失稳导致的椎动脉受压牵扯,导致颈源性眩晕者,前路减压固定是一种常常奏效的办法。少数患者因钩突关节增生肥大,直接压迫椎动脉或横突孔狭小时,有人主张行侧前方椎动脉减压术,包括横突孔开大、钩突关节部分切除。侧前方手术显露有多种术式,典型的入路有两种。

(1)按欲显露的椎动脉水平行颈部横切口,沿胸锁乳突肌外缘和颈阔肌内缘间进行剥离,再分离胸锁乳突肌内侧缘,使其完全游离,在副神经穿过该肌的上方(相当于乳突肌起点 3~4 cm 处)横断,并向上翻转,可见到臂丛神经和副神经自前斜角肌中斜角肌间隙,即颈外侧区进入斜方肌深面,分离疏松结缔组织,即可显露椎动脉、横突和钩突关节。

(2)亦可按胸锁乳突肌内侧缘纵行切开颈阔肌,结扎切断二腹肌后,分开气管、食管和颈动脉鞘之间的间隙,将气管等拉向左侧,颈动脉鞘拉向右侧,显露颈长肌,至骨膜下剥离颈长肌或将其结扎切断,向上、下牵拉,既可充分显露椎动脉及横突和钩突关节、椎间盘侧方。根据需要可用咬骨钳切除横突孔前方及部分前结节。亦可用气动钻开大横突孔壁。如若切除部分肥大增生的钩突关节,可选用骨刀切除或气动钻磨削。无论使用何种方法,都要保护好椎动脉及其毗邻的神经。

4.并发症

(1)椎动脉损伤:将是一场灾难,出血凶险不易控制,应选用无损伤线修补,以防术后附壁血栓形成和脱落。椎动脉单侧结扎会产生怎样的后果,尚难预料。曾遇到1 例椎动脉刀伤病例,出血凶险,后经介入栓塞,患者却无任何神经症状。椎动脉构成脑基底动脉环供应大脑后部及延髓的血液,同时椎动脉变异较大,两侧粗细常常不一致,若为粗大主要供血血管损伤就会产生颈髓及延髓症状,中枢性视力障碍。

(2)交感神经损伤:椎动脉下段有交感神经丛包绕,颈长肌表面也分布走行交感神经干,任何粗暴的操作或牵拉、钳夹、切断、术后都会产生 Horner 综合征。

由于颈源性眩晕的发病机制尚不清楚,颈源性眩晕患者颈椎双斜位 X 线片钩突关节增生肥大并不多见。多数患者是因为多发或巨大颈椎间盘突出,颈椎节段性失稳,前路减压牢固固定使这些患者术后眩晕甚至耳鸣耳聋得以好转。经皮激光椎间盘减压术也获得了良好的疗效,说明因钩突关节增生挤压椎动脉狭窄或横突孔狭小使椎动脉供血不全的病例非常少见。

第二节　胸椎间盘突出症

胸椎间盘突出症临床上较少见,由于它症状复杂,临床表现多样,因而诊断比较困难,往往会延误诊断。近年来随着诊断方法的改进,如 CT、MRI 的应用,

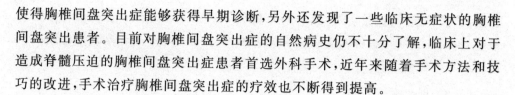

使得胸椎间盘突出症能够获得早期诊断,另外还发现了一些临床无症状的胸椎间盘突出患者。目前对胸椎间盘突出症的自然病史仍不十分了解,临床上对于造成脊髓压迫的胸椎间盘突出症患者首选外科手术,近年来随着手术方法和技巧的改进,手术治疗胸椎间盘突出症的疗效也不断得到提高。

一、病因与病理机制

(一)病因

大多数学者都认为退行性变是胸椎间盘突出症的主要原因,因为胸椎间盘突出往往是发生在退变较大的胸腰段。Videman 等发现在 $T_{11\sim12}$ 节段上往往可以看到中度及重度的骨质增生,在 $T_{8\sim12}$ 的上位终板常见有不规则的改变出现,胸腰段终板的改变往往是在中央,而不像腰椎终板的改变常在周边。创伤在胸椎间盘突出症发生中的作用仍存在争议。胸椎间盘突出症患者中有 14% ～ 63% 存在外伤史。在 10 个随机的研究中,平均为 34%,在一些患者中外伤因素是确定的,而另外一些患者中外伤可能只是加重或者诱发因素。外伤的程度可从小的扭伤到重的摔伤及严重的车祸。还有一些学者认为休门病可以加重椎间盘的退变,促使胸椎间盘突出症的发生。

(二)病理机制

胸椎间盘突出症产生神经损害的病理机制是继发于直接的机械性压迫和脊髓缺血性损害。Logue 的报道支持直接的压迫可促使神经损伤,他报道了一例 14 个月后死亡的进展性截瘫患者,尸检可见脊髓发生明显的扭曲,但脊髓前动脉和静脉却搏动良好。另外齿状韧带限制脊髓的后移也可使神经结构容易受到损害。1911 年,Middleton 和 Teacher 报道了一例患者,他在提重物的时候突然发生严重的背痛,20 小时后突然出现从胸到脚的剧痛,然后发生瘫痪,16 天后死于尿毒症,尸检发现突出的胸椎间盘压迫脊髓,病检发现该部位压迫后出现变性,一根血管栓塞并有出血。胸椎间盘的突出可以引起脊髓前动脉栓塞的现象也支持血管损伤的机制。血管缺血损害可以解释那些出现短暂性麻痹的患者以及那些神经受累平面明显高于突出椎间盘突出水平的患者,这些患者有时可以看到突出物很小,但产生明显的神经功能损害,这个机制还可以解释那些完全减压后神经功能仍然没有恢复的患者,以及那些慢性胸椎间盘钙化却突然出现瘫痪的患者。Doppman 等对急性硬膜外包块行椎板切除术的患者进行血管造影,发现如果在减压后脊髓血管通畅了,尽管脊髓仍存在扭曲,但神经功能可恢复正常,如果动静脉仍阻塞,则动物仍然表现为截瘫。胸椎管径小,管腔基本被脊髓占满,该段脊髓的血供不太丰富等特点使胸髓容易受到损伤,在 $T_{4\sim9}$ 段特别容易受到损害。另外,胸椎间盘突出常见于中央,经常钙化,可与硬膜粘连或突入硬膜并导致脊髓损害。

二、临床表现和诊断

(一)临床表现

胸椎间盘突出症患者的临床表现多样,没有确定的综合征,症状和体征依赖于突出物在矢状位和横切位的位置以及另外一些因素如:病变大小、压迫持续时间、血管损害程度、骨性椎管大小、脊髓健康状况等,患者症状的特点为动态性和进展性。

患者的胸背痛可以在中央、单侧或双侧,决定于突出的部位,还有一些患者可能没有胸痛表现,咳嗽和打喷嚏可以加重疼痛。如果突出在 T_1 平面,则有可能累及颈部和上肢,类似于颈椎间盘病变,可以引起上肢麻木、内源性肌无力以及 Horner 综合征等。当突出位于中胸椎时,疼痛可以放射到胸部和腹部,类似于胸心及腹部疾病,使症状变得更加模糊。Epstein 报道的 4 例患者中,一例进行了不必要的开胸心包囊肿切除术,另一例进行了子宫和输卵管卵巢切除术,第三例患者几乎误诊为子宫内膜异位症而拟进行剖腹探查术。下胸部椎间盘突出可以放射到腹股沟,容易与尿管结石及肾疾病相混淆,突出椎间盘可导致马尾及远端脊髓压迫引起下肢疼痛,症状可类似于腰椎间盘突出症。

胸椎间盘突出症的患者也可出现明显的感觉功能障碍而运动障碍表现不明显,如果患者有感觉、运动、括约肌及步态异常时,应该进行仔细的神经系统检查,以排除胸椎间盘突出症。3/4 的胸椎间盘突出症患者发生在 $T_8\sim L_1$,最常见于 $T_{11\sim12}$(26%~50%)。上胸椎发生椎间盘突出的可能性较小。突出多发生于胸腰段的原因是由于该节段的活动度较大,$T_{11\sim12}$ 发生率高于 $T_{12}\sim L_1$ 可能是由于小关节的方向不一样,Malmivaara 认为在抗旋转力方面,矢状位的关节面高于冠状位关节面,故 $T_{11\sim12}$ 暴露于更大的应力下,发生变性的可能性更高。

胸椎间盘突出根据突出的位置分为中央型、旁中央型和侧方型。根据症状可分为症状性胸椎间盘突出和无症状性胸椎间盘突出。大约 70% 患者为中央型或者旁中央型,Awwad 在比较症状性和无症状胸椎间盘突出症患者时发现,在无症状性突出患者中 90% 为中央或旁中央,而在症状性突出的患者中 80% 为中央或者旁中央型,但是影像学上却没有明确的特征可以区分症状性和无症状性的胸椎间盘突出。

(二)影像学检查

1.脊柱X线平片

只有在椎间盘出现钙化时X线平片上才有较大的价值,而钙化的椎间盘并不一定就是突出的椎间盘,但是却提示椎间盘突出的诊断。Baker等认为椎间盘钙化有两种模式,一种是椎间隙后方的广泛钙化;另一种是突入到椎管内。这种情况由于钙化病灶很小而容易忽视,通过对成人腰椎间盘的研究证实:沉积物可能是焦磷酸盐或羟基磷灰石钙。对存在后凸畸形合并有椎体楔变或终板不规则改变的腰痛或神经功能障碍患者应该仔细检查以排除椎间盘突出的可能性,还有一些表现如椎间隙狭窄、增生等改变都是非特异性的改变,对诊断有一定的帮助。

2.脊髓造影

因胸椎后凸畸形和纵隔结构的重影,胸椎脊髓造影十分困难。脊髓造影是把水溶性的造影剂注入椎管中,拔除针之后通过体位调整造影剂的流动,然后进行前后位和侧位片的拍片,突出椎间盘表现为在突出节段的充盈缺损,中央突出产生卵圆形或圆形的充盈缺损,大的突出可以表现为完全性的阻塞,侧方型的突出表现为三角形或半圆形的充盈缺损,脊髓被推向对侧。脊髓造影时脑脊液的测量无特异性的诊断作用,蛋白含量的增加通常少于50%。

3.CT检查

CT检查是胸椎间盘突出症诊断的一个极有价值的方法,与标准的脊髓造影相比,CT不仅提高了敏感性和精确性,而且能够探测椎间盘的硬膜囊内浸润。CT对椎间盘钙化的诊断也有帮助,在脊髓造影之后再进行CT检查则更为灵敏。CT诊断椎间盘突出的标准是椎体后方的局灶突出并伴有脊髓受压或移位。

4.MRI检查

MRI的出现给胸椎间盘突出症的诊断和治疗带来了革命性进步,一些有条件的医院对于需要手术的患者术前均进行MRI检查,但也有一些医院还是采用CT检查或脊髓造影。MRI检查无创、快速、无放射线、对患者无损害,其敏感性和特异性都很高,而且可以得到矢状位的胸椎图像,是目前诊断胸椎间盘突出症最好的方法。MRI是一种技术性很强的检查,其图像的表现和质量与操作者的专业知识以及所采用的扫描序列有很大的关系。但MRI也有其本身的缺点,比如脑脊液的流空现象、钙化椎间盘信号丢失、心脏搏动伪影等。另外,造影剂增强检查对于鉴别椎间盘突出和小的脑膜瘤很有价值,突出物质往往不增强,而脊髓脑膜瘤则出现增强现象。尽管MRI能够获得良好的矢状位和横切位的图像,

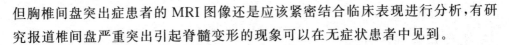

但胸椎间盘突出症患者的 MRI 图像还是应该紧密结合临床表现进行分析,有研究报道椎间盘严重突出引起脊髓变形的现象可以在无症状患者中见到。

(三)鉴别诊断

在脊髓造影发明之前,只有少数的胸椎间盘患者得到了正确诊断,即使在脊髓造影出现之后,术前的确诊率也只有56%。随着影像学技术的进步,现在几乎所有的患者在术前均可获得确诊。胸背痛的鉴别诊断包括脊柱肿瘤、感染、强直性脊柱炎、骨折、肋间神经痛、带状疱疹、颈椎或腰椎间盘突出等疾病,另外还要注意排除胸腹脏器及神经官能症的可能。如果患者出现了脊髓损害的表现,则还需要与中枢神经系统的脱髓鞘和变性类疾病如多发硬化和肌萎缩侧索硬化症、椎管内肿瘤、脑肿瘤、脑血管意外等进行鉴别。在休门病合并胸椎间盘突出症的患者需和硬膜外囊肿及成角畸形引起脊髓压迫的患者进行鉴别。

三、治疗

胸椎间盘突出症的手术指征:①进行性的脊髓病变。②下肢无力或麻痹。③根性痛经非手术治疗无效。

肋横突切除入路摘除突出椎间盘是治疗胸椎间盘突出症的有效方法。患者俯卧位,采用旁中央切口,将椎旁肌向内侧牵开或横行切断,然后将突出椎间盘侧的肋骨靠近脊柱部分切除,胸膜向前侧方推开,切除横突及肋骨颈和头,肋间神经向内找到椎间孔,咬除部分椎弓根暴露硬膜囊,再于椎体和椎间盘后部开一个洞,轻轻地将椎间盘片段取出而不损伤脊髓。

经胸入路脊髓减压是另外一种治疗胸椎间盘突出症的方法,它的优点是能更为直接地看到病变,便于切除中央型及硬膜囊内突出的椎间盘,它的缺点是开胸手术可以引起很多潜在的并发症。虽然常规开胸手术的并发症较多,但通过这个入路摘除突出胸椎间盘的相关并发症却报道很少,有报道认为其并发症发生率与肋横突切除入路相当。在文献报道的53例经胸入路摘除突出椎间盘患者中52例获得改善,1例无变化。在 Bohlman 等报道的经胸或肋横突切除入路治疗的胸椎间盘突出症患者中,两例效果不佳患者都是采用肋横突切除入路的,因而他们认为经胸手术暴露更为清楚,手术效果更佳,是首选的手术方式。一些学者建议在术前行血管造影以确定大动脉及主要脊髓供血动脉的位置,如果这些动脉就在胸椎间盘突出的水平,则应避开动脉侧,而从对侧进入。另外在分离神经根孔时要十分小心,避免动脉损伤,通常在椎间孔部位的侧支循环很丰富,即使大动脉被结扎,脊髓同样可以获得足够的血供,在一些术中结扎了主动脉和神经根孔之间的动脉的患者中也没有观察到有缺血症状。手术时患者取侧俯卧位,侧方的椎间盘突出最好从突出的同侧进入,中央型的突出可以从任何一侧进入,上胸椎或中胸椎部位可以从右侧进入,这样容易避开大血管和动脉,大动脉统计学上有 80% 在左侧,如果突出在下胸椎,则可采用左侧切口,因为主动脉比下腔静脉更容易推动,另外左侧也可以避开肝脏。根据突出的平面,需要切除相应的肋骨,使之能容易到达手术部位。在胸椎的 X 线片上相应的椎间隙水平画一根水平线,被它平分的肋骨应该被切除,通常在中胸椎或下胸椎应该切除一到两根肋骨,在上胸椎因为肩胛骨的原因,往往需要切除第 5 或者第 6 肋骨,然后再向头侧暴露,椎体和椎间盘的切除范围根据患者的情况决定,可在椎间盘后部开小窗或完全切除椎间盘及邻近椎体。

　　一般认为经胸入路更为安全,因为它能够提供最大限度的显露,可完全切除突出的椎间盘而不会影响到椎间孔的血管。对每个患者减压都要特别小心,防止对脊髓造成损伤。如果合并休门病或者减压对脊柱的稳定性造成了影响,则需要行融合术。当只切除一小部分的骨质或者椎间盘时不需要融合,椎间盘被完全切除时则需要进行融合。除了提供稳定性之外,融合可能减少因为变性节段所产生的局部疼痛。胸椎间盘突出症复发的报道极少,从理论上来说,完全的椎间盘切除及融合术是防止复发的最好方法。在手术结束时,应该放置胸腔闭式引流,如果进行了融合,还需要对胸腰椎进行内固定或外固定。

　　除了椎板切除术外,上述所有的方法均为行之有效的方法。应该根据疾病的具体情况采用相应的手术方法。后外侧入路对于侧方的病变特别是并发椎管狭窄的处理是较理想的方法。经胸入路对于中央型的突出可以获得良好的显露,上胸椎的病变经胸入路手术困难,可以通过肋横突切除入路手术。

　　总的来说,症状性胸椎间盘突出症较少见,通常影响中年患者,由于本病症状复杂,没有明确的综合征,故诊断较为困难。随着诊断方法的改进,现在发现无症状的胸椎间盘突出增多,但是本病自然史目前还不清楚,症状性胸椎间盘突出患者病程为进行性的,开始时表现为疼痛,然后出现感觉、运动、步态及括约肌功能障碍,还有一些患者只表现为疼痛,另外有一些患者则表现为无痛的脊髓病变。大多数的胸椎间盘突出症发生在下胸椎,中央型的突出较侧方型的突出多见。在大多数的患者中,退行性变是病因,约1/3 的患者有外伤史,还有人认为休门病也是病因之一。目前胸椎间盘突出症患者神经功能损害的机制被认为是直接的机械压迫或供血不足。本病鉴别诊断较困难,需要仔细检查加以区别,影像学检查在本病的诊断和治疗中十分重要,平片只有在钙化时才有一定的帮助,脊髓造影可以帮助定位和诊断,CT、CTM 和 MRI 是胸椎间盘突出症的标准诊断工具。后路椎板切除术已经不用于本病的治疗,因为它会加重神经损伤并对以后前路手术的效果产生影响,肋横突切除、开胸或者后外侧入路都是可以选择的方法。具体手术入路的选择应该根据突出的部位以及医师的经验来决定,对于减压破坏了脊柱稳定性以及合并休门病的患者,融合是必需的,而且在所有的患者中都证明是有益的。另外胸腔镜可能是未来的发展方向。胸椎间盘突出症手术的预后较好,对出现脊髓压迫或者难治性根性痛患者应该进行手术治疗,虽然目前该病的手术疗效肯定,但是神经损伤的风险仍很高。

第三节　腰椎间盘突出症

　　腰椎间盘突出症又称腰椎间盘纤维环破裂症,是指腰椎间盘发生退行性变,或外力作用导致椎间盘内外应力失衡,使椎间盘之纤维环破裂,髓核突出于纤维环之外,压迫脊髓(圆锥)、马尾、血管或神经根而产生的腰腿痛综合征。

　　腰椎间盘突出症的主要临床症状是腰腿痛,即是腰痛并伴有单侧或双侧下肢放射性痛。腰椎间盘突出症好发于 20～40 岁青壮年人,男性多于女性。下腰椎椎间盘突出最多见,占腰椎间盘突出的 90% 以上,其中又以 $L_{4\sim5}$ 椎间盘突出最为多见,约占全部腰椎间盘突出症的 60%。

一、病因、病理

　　腰椎间盘连接相邻两个腰椎椎体之间,椎间盘的外周有坚韧而富于弹性的纤维软骨构成的纤维环,中心部位为乳白色凝胶状、含水丰富而富于弹性的髓核组织,其上、下各有一层透明软骨构成的薄层软骨板。纤维环及软骨板的前部因为有前纵韧带的附着而增强,但纤维环的后部及后外侧较为薄弱,且与后纵韧带的附着也较为疏松。使其成为椎间盘结构上的薄弱环节。髓核组织在幼年是呈半液状的胶冻样,随着年龄的增长,髓核的含水量逐渐减少,而其内的纤维细胞、软骨细胞和无定形物质逐渐增加,髓核逐渐变成颗粒状脆弱易碎的退变组织。成人腰椎间盘无血管供应,其营养来源主要依靠椎体血管与组织液渗透,营养供给差,自身修复能力极低。此外,椎间盘形成椎体间的一个类似气垫结构的微动关节,具有吸收椎体间震荡力,缓解脊柱纵向震动以及通过自身形变参与脊柱的旋转、前屈、后伸、侧屈等运动方式。因此,椎间盘压应力大,而且活动多,容易受伤及劳损退变。在腰椎间盘退变的基础上,由于腰椎压应力大,或腰椎在不良姿势下活动,或准备不充分的情况下搬重物,或猝倒臀部着地等,纤维环破裂,髓核在压应力下突出于纤维环之外,压迫神经根等而产生临床症状。因为发病前多有明显的椎间盘退变,很多患者也可能在打喷嚏、咳嗽等轻微外力作用下病或无明显外力作用下发病。腰椎间盘突出症可分如下类型。

(1)腰椎间盘突出:根据突出之椎间盘髓核的位置方向可分为中央型、后外侧型、极外侧型。中央型椎间盘突出从后纵韧带处突出,可能穿破后纵韧带,位于硬膜囊的前方,主要压迫马尾神经,也可压迫单侧或双侧神经根;后外侧型突出的髓核位于后纵韧带外侧椎间孔附近,压迫单侧神经根或马尾神经以及血管;极外侧型髓核从椎间孔或其外侧突出,压迫单侧神经根。

(2)根据突出的髓核与神经根的关节分为肩上型、肩前型、腋下型。此分型将神经根与硬膜囊的关系比作稍外展的上肢与躯干的关系,如突出之髓核位于神经根上方,则为肩上型,位于神经根前方则为肩前型,位于神经根内下方则为腋下型。

(3)根据椎间盘的破损程度病理情况由轻至重可分为纤维环呈环状膨出、纤维环局限性膨出、椎间盘突出型、椎间盘脱出型、游离型椎间盘五种类型。

二、临床表现

(一)症状

1.腰痛和放射性下肢痛

特点:持续性腰背部钝痛;疼痛与体位、活动有明显关系,平卧位减轻,站立加剧;疼痛与腹压有关;下肢痛沿神经根分布区放射,故又称根性放射痛。

2.肢体麻木

肢体麻木主要是脊神经根内的本体感觉和触觉纤维受刺激的原因,其范围取决于受累神经根。

3.跛行

跛行主要原因是在髓核突出情况下,出现继发性腰椎椎管狭窄症。

4.肢体发凉

由于椎管内交感神经纤维受刺激,引起血管收缩,尤以足趾明显。

5.肌肉麻痹

由于神经根严重受压致使所支配肌肉出现程度不同的麻痹。

6.马尾神经症状

马尾神经症状可见于中央型髓核突出者,表现为会阴部麻木、刺痛,排便及排尿障碍,阳痿及双下肢坐骨神经受累症状。严重者可出现大、小便失控及双下肢不全性瘫痪等症状。

(二)体征

1.腰部僵硬或畸形

腰部生理前凸减小或消失,甚至表现为反曲,腰前屈活动时诱发或加重腰腿痛症状。部分患者表现为腰椎向一侧侧弯。腰椎侧弯可以弯向患侧,也可弯向健侧,是身体的保护性姿势。一般而言,当突出之椎间盘位于受压神经根内下方时(腋下型),腰椎向患侧弯曲;而突出之椎间盘位于受压神经外上方时(肩上型),腰椎弯向健侧。同时,所有腰椎间盘突出症患者均可表现为腰部肌肉僵硬痉挛,以患侧为重。

2.腰椎活动范围受限

急性期患者因腰部肌肉痉挛紧张,而出现腰椎各方向活动受限,前屈受限尤为明显。慢性期主要表现为腰椎前屈和侧屈活动受限为主,如被动弯腰时腰腿痛加剧。

3.压痛、叩击痛与放射痛

在病变节段腰椎间棘突旁开 1～2 cm 处常有固定压痛,检查时可能因肌肉痉挛疼痛而多广泛压痛,但在病变节段间隙有一个固定不移且最明显的压痛点。叩击病变部位也会再现疼痛。同时,压痛及叩击痛可以向患肢后侧沿大腿向下达足跟或足底出现放射痛。

4.直腿抬高试验及加强试验阳性

正常人下肢直腿抬高可达 70°以上无明显下肢后侧疼痛。腰椎间盘突出症患者直腿抬高常低于 60°。加强试验是在直腿抬高出现下肢后侧放射痛后,稍放低下肢至刚好不出现下肢后侧疼痛,然后背伸患者踝关节,引出下肢后侧疼痛者为阳性。另外,有部分患者,在健肢直腿抬高时可引出患侧下肢后侧放射痛,提示巨大的中央型或腋下型椎间盘突出。

5.股神经牵拉试验阳性

患者俯卧位,出现腹股沟以下及大腿前侧疼痛者为阳性。椎间盘突出。屈膝使足跟靠近臀部,然后使髋关节后伸,此为股神经受压迫的征象,多见于 $L_{2～3}$ 椎间盘突出。

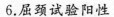

6.屈颈试验阳性

患者平卧位,双下肢伸直,使其颈部被动屈曲,下颌向胸骨靠拢,出现下肢后侧疼痛者为阳性。其机制为通过屈颈使硬膜囊向近侧滑动,在病变部位出现神经根紧张。

7.仰卧挺腹试验阳性

患者仰卧位,双手放于腹部或身体两侧,以头枕部和双足跟为着力点,将腹部及骨盆用力向上挺起,出现腰痛或患侧下肢放射痛为阳性。

8.腱反射异常

$L_{2\sim3}$椎间盘突出常出现患侧膝腱反射减弱或消失,L_5和S_1椎间盘突出侧常出现跟腱反射减弱或消失。若腱反射消失,说明病程长或神经根受压严重。

9.皮肤感觉减退

依椎间盘突出的水平,压迫不同的神经根,可能出现不同部位的皮肤感觉减退。一般而言,L_3神经根受压,大腿前侧及膝前内侧皮肤感觉减退;L_4神经根受压,小腿前内侧及足内侧缘皮肤感觉减退;L_5神经根受压,小腿前外侧及足背皮肤感觉减退;骶,神经腿受压,小腿后侧、足底及足外侧缘皮肤感觉减退。

10.肌力减退及肌肉萎缩

股神经受累,股四头肌肌力下降或萎缩,为L_3神经根损害;L_4神经根损害,蹞长伸肌肌力下降;L_5神经根损害,踝背伸肌力下降;S_1神经根损害,蹞长屈肌及小腿三头肌肌力下降或肌肉萎缩。

三、影像学及实验室检查

(一)X线检查

腰椎X线征可显示腰椎生理前凸减小或消失甚至反曲,腰椎侧弯,椎间隙减小等;此外,还可见到关节骨质增生硬化,要注意有无骨质破坏或腰椎滑脱等。

(二)CT检查

CT检查可显示在椎间隙,有高密度影突出椎体边缘范围之外,还可以显示对硬膜囊、神经根的压迫;见到关节突关节增生、内聚等关节退变表现。

(三)MRI检查

MRI检查可从矢状位、横断面及冠状面显示椎间盘呈低信号,并突出于椎体之外,还可显示硬膜外脂肪减少或消失,黄韧带增生增厚等。

(四)腰椎管造影检查

腰椎管造影检查是诊断腰椎间盘突出症的有效方法,可显示硬膜囊受压呈充盈缺损,多节段椎间盘突出显示"洗衣板征"。但因属有创检查,现已渐被 MRI 取代。

四、诊断与鉴别诊断

(一)诊断要点

1.症状

腰痛和放射性下肢痛。

2.体征

患者有坐骨神经受压的体征。

3.影像学检查

患者有明显的腰椎间盘突出,且突出的节段、位置与上述症状体征相符。

(二)鉴别诊断

1.急性腰扭伤

患者有明确的腰部受伤史,以腰痛及活动困难为主,部分患者可伴有臀部及大腿后部疼痛。临床检查可见腰部肌肉紧张,多处压痛,腰部活动受限以屈伸及旋转活动受限为主。直腿抬高试验多正常,没有下肢的定位感觉障碍及肌力下降。X 线检查可见到生理前凸减小、轻度侧弯等,CT、MRI 检查多无明显阳性发现。休息或保守治疗后疼痛缓解。

2.腰椎管狭窄症

中老年患者较多,病程较长,其临床特点可概括为:间歇性跛行、症状重体征轻、弯腰不痛伸腰痛。X 线检查可见到骨质退变增生,椎间关节增生硬化,椎体边缘骨质增生。骨性椎管狭窄多见于发育性椎管狭窄患者,椎管矢状径<11 mm,大多数为退变性狭窄,骨性椎管大小可能正常。CT 及 MRI 检查可见腰椎管狭窄。

3.梨状肌综合征

因梨状肌的损伤、炎症或挛缩变性,致坐骨神经在梨状肌处受压。主要表现为臀部及腿痛,多单侧发病,查体腰部正常,压痛点局限在臀部"环跳穴"附近,梨状肌紧张试验阳性,直腿抬高试验及加强试验多阴性。

五、治疗

(一)非手术治疗

1.卧床休息

对于所有明确腰椎间盘突出症的患者,均应卧硬板床休息,尤其是初次发

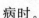

病时。

2.腰椎推拿按摩治疗

腰椎推拿按摩治疗常与腰椎牵引配合，可以在非麻醉下施行手法或配合硬膜外麻醉后推拿，主要手法有按摩法、按压法、斜扳法、旋转复位法、摇滚法等。

3.对症处理

可用吲哚美辛、布洛芬等非甾体抗炎药药物内服，以消炎止痛。对于慢性期患者，可行神经根封闭、椎管内注药等治疗。

4.功能锻炼

急性期休息，慢性期或缓解期主要进行腰背伸肌肉锻炼，可用飞燕点水式、五点支撑、三点支撑、四点支撑等锻炼，平时久坐久站可用腰围保护等。

(二)手术治疗

对于经过6个月以上系统非手术治疗无效；症状加重影响工作生活，出现麻木、肌肉萎缩，或马尾神经综合征，或巨大的中央型椎间盘突出，应考虑行手术治疗。手术方式可以是椎板开窗减压髓核摘除术、经皮髓核摘除术，或半椎板减压髓核切除术，以及全椎板减压椎间盘切除植骨融合内固定术等。内固定及融合的指征主要有：急性腰椎间盘突出合并长期迁延而显著的背痛；退变性腰椎间盘突出，局限于1～2个节段，合并有显著的背痛；减压术后合并腰椎不稳；椎间盘病变合并神经弓发育缺陷；临床与影像学检查显示显著的节段不稳。

六、健康指导

指导患者正确功能锻炼，防止肌肉萎缩、肌力下降。术后早期，可做深呼吸和上肢的运动，以防并发肺部感染和上肢失用综合征。下肢可做静力舒缩，屈伸移动，直腿抬高练习，以防发生神经根粘连。根据患者情况进行腰背肌的锻炼。术后7天开始可为"飞燕式"，1～2周以后为"五点式""三点法"每天3～4次，每次动作重复20～30次。循序渐进持之以恒。指导患者出院后注意腰部保暖，减少腰部扭转承受挤压，拾物品时，要保持腰部的平直，下蹲弯曲膝部，取高处物品时不要踮脚伸腰，以保护腰椎。加强自我调理保持心情愉快，调理饮食，增强机体抵抗力。出院后继续卧硬板床，3个月内多卧床休息。防止身体肥胖减少腰椎负担。

第四节 脊髓损伤

一、概述

据估计,我国现有脊髓损伤患者超过 200 万人,并且以惊人的速度在增长,受伤者以中青年损伤为最多。其中交通事故发生率最高,其次为高处坠落伤,两者约占所有损伤的 3/4。高龄患者即便发生像摔倒这样的轻微外伤也可能发生脊髓损伤。

二、病因

脊椎损伤中脊髓损伤发生率很高(占全部脊椎损伤的 40%～60%)。有一种发生于颈椎部位的脊椎损伤,X 线上无骨折脱位而患者表现为完全性瘫痪,称为无骨折脱位性脊髓损伤。高龄患者原来伴有后方骨质韧带增生造成脊髓压迫,常发生过伸展损伤。小儿脊髓损伤约占 30%。小儿脊柱活动性大,过度屈曲或过度伸展会发生脊髓的牵拉损伤。另外枪伤、切割或刺伤会造成开放性脊髓损伤。

三、好发部位

脊椎损伤好发部位为中下颈椎和胸腰交界部。颈椎与胸椎以下损伤比率为 3:1。受伤原因中,颈椎损伤多为交通事故、高处坠落伤、摔倒或外伤,胸髓以下损伤多发于坠落伤。

四、分类

脊髓损伤是对脊髓实质的机械性破坏,包括脊髓内出血、脊髓实质的循环障碍、代谢障碍、生物化学障碍。

脊髓休克出现于重度脊髓损伤之后。损伤脊髓水平以下运动、感觉功能和脊髓反射消失,自主神经功能停止。下位脊髓功能一般在 24 小时之内恢复。

(一)从临床的角度分类

从临床的角度,根据患者瘫痪的程度可分为完全瘫痪和不全瘫痪,根据损伤部位可分为四肢瘫痪和截瘫(表 5-2)。

表 5-2 脊髓损伤后功能丧失分类（Stauffer 分类）

损伤部位	运动、感觉丧失	分类
脑干～C_1	颈，上肢，下肢，横膈膜	颈髓麻痹
C_2～C_3	上肢，下肢，横膈膜	呼吸麻痹，四肢瘫
C_4～C_8	上肢，下肢	四肢瘫
T_1～S_1	下肢	截瘫
S_2～S_5	直肠，膀胱	会阴麻痹，截瘫

1.完全瘫痪

脊髓损伤后感觉、运动功能、深部反射完全持续消失称为完全瘫痪。

2.不全瘫痪

脊髓损伤髓节以下髓节支配区域感觉、运动和深部反射功能部分丧失。如果四肢瘫痪，而骶髓支配区域的会阴部感觉或肛门括约肌随意收缩功能尚存也为不全瘫痪，称为骶髓回避，瘫痪改善的可能性较大。

（二）根据脊髓横断面上损伤部位分类

由于脊髓横断面上损伤部位不同，致灰白质的部分损伤，致使残存功能不同。主要存在如下类型（图 5-1）。

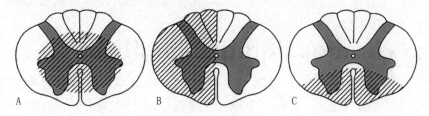

图 5-1 脊髓损伤分类

A.中心性脊髓损伤，图中斜线部分为损伤区域。脊髓灰白质内侧部分受损伤，伤后四肢瘫痪，但上肢重于下肢，伴有分离性感觉障碍；B.脊髓半侧损伤，图中斜线部分为损伤区域。脊髓损伤后，一侧上下肢运动、深部感觉障碍，而对侧浅感觉障碍；C.前部脊髓损伤，图中斜线部分为损伤区域。脊髓灰白质前侧部损伤，脊髓损伤后，四肢运动、浅感觉障碍，而深感觉残存

1.中心性脊髓损伤

脊髓灰白质内侧部分受损伤，伤后四肢瘫痪，但上肢重于下肢，伴有分离性感觉障碍。

2.脊髓半侧损伤

脊髓损伤后，一侧上下肢运动、深部感觉障碍，而对侧浅感觉障碍。

3.前部脊髓损伤

脊髓灰白质前侧部损伤,脊髓损伤后,四肢运动、浅感觉障碍,而深感觉残存。

(三)其他分类

根据损伤部位可以将脊髓损伤可分为四肢瘫痪和截瘫。

1.四肢瘫痪

脊髓损伤后四肢感觉、运动功能消失。

2.截瘫

胸髓、腰髓和骶髓损伤后,双下肢感觉、运动功能障碍。

五、并发症

脊髓损伤后感觉、运动和反射障碍,自主神经障碍导致脏器组织并发症的发生。骶髓损伤主要导致排尿障碍、排便障碍,中位胸髓、腰髓损伤导致消化器官、泌尿器官障碍,上位胸髓、颈髓损伤导致呼吸障碍和循环障碍。

(一)循环器官障碍

交感神经受阻断,相对的迷走神经占优势,血管运动神经受阻断,使血管扩张,血管通透性增加,脉搏降低,血压低下,循环血液量减少,静脉回流障碍,全身水肿,肺水肿。

(二)消化器官障碍

交感神经阻断、迷走神经功能不全,致消化器官运动分泌功能障碍,主要是麻痹性,形成急性胃扩张、消化性溃疡、宿便。肛门括约肌麻痹,排便障碍。

(三)呼吸障碍

C_4以上部位的完全性脊髓损伤,膈神经支配的呼吸功能丧失,只能靠人工呼吸器来维持生命。而C_4以下部位脊髓损伤,肋间神经支配的呼吸功能丧失。这时气道分泌物增加、痰液潴留,换气不全致呼吸障碍,胸廓反常运动、膈肌疲劳致呼吸不全,肺不张,合并重度肺炎。

(四)排尿障碍

脊髓损伤后,骶髓、盆内脏神经、阴部神经组成的排尿反射通路受阻断,膀胱弛缓性麻痹,尿闭(急性期)。尿闭时需要导尿,以避免尿路感染症,注意尿道憩室、尿路结石等并发症。

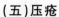

(五)压疮

骶骨、大转子、跟骨、坐骨结节部等骨隆起部位好发。通过定时变换体位来预防。

(六)其他特有的并发症

过高热,低体温,异位性骨化,迟发性脊柱变形,外伤性脊髓空洞症。

六、临床表现

(一)颈髓损伤

1.上位颈椎部(枕部至 C_2 椎体: $C_{1\sim3}$ 髓节)

完全瘫痪病例伴有膈肌的麻痹,可能致命。不全瘫痪患者可能生存,对于怀疑上位颈椎损伤的病例,对瘫痪程度详细评价后,优先上呼吸机。神经学主要表现为四肢瘫痪,少见情况下表现为交叉瘫痪和洋葱皮样综合征。

2.中下位颈椎部($C_{2/3}$ 椎间~ C_7/T_1 椎间: $C_4\sim T_2$ 髓节)

横断性损伤表现为完全性四肢瘫痪和胸廓运动障碍,如伴上位损伤则存在呼吸障碍。椎间盘部位损伤髓节,导致水肿和血肿,表现与颈椎病相似。如 $C_{5/6}$ 椎间盘损伤则一般损伤 C_7 髓节,颈椎损伤部位不同,损伤的相应的髓节不同,残存的上肢功能也不同(表 5-3)。

表 5-3　颈髓损伤后残存肌肉和残存运动功能

损伤水平	主要残存肌肉	残存运动功能
C_4	横膈肌	腹式呼吸
C_5	三角肌、肱二头肌	肩外展,肘屈曲
C_6	桡侧腕长、腕短伸肌	伸腕
C_7	肱三头肌	伸肘
C_8	指深屈肌、指浅屈肌	屈指
T_1	手内在肌	小指外展

中下位颈椎损伤多为不全瘫痪。据统计约占 80%。不全瘫痪主要有如下表现:Brown-Sequard 综合征(脊髓半侧瘫痪),中心性颈髓损伤,前部颈髓损伤。中心性脊髓损伤常见于高龄患者不慎摔倒,前额部着地,致颈椎过伸展损伤。脊髓灰白质中心性损伤,下肢功能影响小,可能自主排尿,而上肢功能影响较大,可能残留手指运动功能障碍。

(二)胸髓以下损伤

1.上中胸椎部(T_1椎体～$T_{10/11}$椎间：T_3～L_2髓节)

由于胸廓的强力支撑作用,这个部位的脊椎损伤频率较低,脊髓损伤的发生率低。一旦损伤多为完全性瘫痪。上位胸髓损伤会造成肋间肌麻痹,引起呼吸障碍。

2.胸腰移行部(T_{11}～L_2椎体：L_3～S_5髓节)

此部位为脊髓损伤的好发部位。完全瘫痪的发生率为 70%～80%。损伤的部位主要为脊髓圆锥上部各圆锥部,也可能损伤到马尾,表现为腰髓神经根和骶髓神经根损伤症状。脊髓、神经根完全损伤表现为双下肢完全瘫痪,脊髓完全损伤而脊髓通过部马尾大部分免除损伤,双下肢感觉、运动功能保存。脊髓圆锥损伤,膀胱直肠功能障碍,伴会阴区感觉障碍。

3.腰椎部($L_{2/3}$椎间～骶椎：马尾)

马尾损伤的发生率较低。多表现为双下肢不全瘫痪,特别是下肢髋关节外展肌运动障碍。

七、诊断标准

诊断应以救命处置为优先,保证脊髓损伤患者的生命体征平稳,在全身管理过程中确保损伤脊椎固定。

(一)神经学诊断

1.脊髓损伤的判定

完全瘫痪和不全瘫痪的诊断首先应确认不存在脊髓休克。

如球海绵体反射和肛门反射阳性则可判断不存在休克。前者用手握龟头,留置尿管的用手牵拉尿管,后者用针轻刺肛门周围皮肤,引起肛门括约肌收缩。

一般受伤后 24 小时内脊髓休克恢复。

2.脊髓损伤的部位诊断

正常感觉、运动功能所对应的最下位髓节为脊髓损伤水平面。脊髓内部水肿、血肿形成会造成麻痹区向头侧上升,因此必须随时观察。可在患者皮肤上直接描记出感觉障碍的上限,以供日常观察对比。

3.横断位诊断

感觉障碍的对称性和非对称性,运动障碍的对称性和非对称性,上下肢损伤程度的差异,完全性和部分性反射障碍,推测横断位主要损伤部位(中心性,前部,后部,半侧损伤)。

4.重度的评价

完全瘫痪和不全瘫痪的区别。瘫痪程度可用 Frankel 评分法分为 A～E 共5 个阶段。

A.感觉、运动完全消失。

B.运动完全消失,感觉部分存在。

C.有部分运动功能,但不能抵抗地心引力。

D.存在运动功能,能步行,但较正常差。

E.感觉运动功能正常。反射可能异常。

(二)脊椎损伤部位诊断

采用单纯 X 线像、断层 X 线像和 CT 来评价骨折脱位的平面。一般的移位最大或椎管最狭小的部位为脊髓损伤部位。

(三)MRI 诊断

通过 T_1 和 T_2 加权像上脊髓形态和髓内信号变化和范围,推断脊髓状态,同时推定预后。脊髓形态的变化包括肿胀、压迫和断裂。髓内信号变化,急性期时 T_2 加权像低信号(出血),慢性期 T_1 加权像低信号,T_2 加权像为高信号(脊髓软化,囊肿改变)为高度损伤的典型所见。

(四)其他诊断方法

造影 X 线诊断:脊髓造影和 CTM。电生理学的诊断:脊髓诱发电位、体感诱发电位和运动诱发电位。

八、治疗方法

可分为治疗初期(受伤 1 个月以内)和慢性期(受伤 1 个月以上),受伤初期的治疗决定损伤者的预后。

初期治疗的主要目标是全身管理保持生命体征平稳,脊椎复位固定,脊髓减压保护脊髓,预防早期并发症。慢性期治疗为治疗迟发性脊柱变形,治疗迟发性脊髓损害,慢性期并发症的处置,早日下床,回归社会。

(一)初期治疗

1.全身管理以保证生命

(1)呼吸管理:颈髓损伤,对于呼吸障碍者,应采用人工呼吸确保通气。所采用的人工呼吸不适合用经口气管插管,原则上采用气管切开术。定期吸引排痰,预防肺炎、肺不张。

（2）循环管理：进行起立训练，避免体位变换引起直立性低血压。预防血栓性静脉炎和深部静脉血栓症。

（3）消化器官管理：预防胃十二指肠溃疡。有必要行经鼻的胃管持续吸引，以预防麻痹性急性胃扩张。

（4）尿路管理：受伤后出现尿闭，应该导尿，采用间歇导尿法或持续导尿法。间歇导尿法注意预防感染，保持膀胱容量 $300\sim400$ mL。持续导尿法长期留置尿管，膀胱容易失去伸展性，导致容量变小，应尽早拔除。对于核上型膀胱，利用注水法确认排尿肌反射恢复，开始利用刺激法进行排尿训练。实际可通过叩击下腹部或摩擦会阴部和肛门周围皮肤进行。骶髓马尾损伤所致的核下型膀胱，可采用手压腹部（Crede 法）进行排尿训练。患者自己应学会自行导尿。

2.脊髓损伤药物疗法

对于脊髓损伤的继发损伤的治疗，实验室证实有多种药物有效。

（1）激素治疗：临床上主要是甲泼尼龙的大剂量应用。肾上腺皮质激素作为细胞膜稳定剂能保持神经细胞膜的通透性及血管的完整性，减少细胞内钾的丢失，抑制儿茶酚胺的代谢与积聚，预防及减轻脊髓水肿。美国 NASCIS 建议，在脊髓损后 8 小时内，经静脉初次给予 30 mg/kg，此后给予 5.4 mg/(kg·h)持续23 小时。

（2）脱水治疗：应用静脉点滴甘露醇、甘油、尿素、β-七叶皂苷钠及低分子葡萄糖酐等脱水剂以预防及治疗脊髓水肿，可减轻其所造成的继发性脊髓损害。

（3）鸦片类拮抗剂：在中枢神经损伤时，有大量的内源性类鸦片及其片段的释放，使脊髓血流自身调节能力丧失，而导致动脉压下降，血流减少，使用鸦片拮抗剂可以阻止这种病理生理作用，从而提高中心动脉压，增加脊髓血流量，改善神经功能恢复。这类药物常用的如纳洛酮。

（4）抗儿茶酚胺类药物（如利血平）：脊髓损伤组织中去甲肾上腺素（NE）的集聚是使脊髓出血坏死的重要因素，抗儿茶酚胺类药物能减少去甲肾上腺素的合成，从而减轻脊髓出血坏死。

（5）钙通道阻滞剂：能有效地阻止 Ca^{2+} 涌入细胞内，可以阻断蛋白酶、脂酶的激活，ATP 产生机制的破坏，兴奋性氨基酸的释放。临床常用的有尼莫地平。

（6）神经营养药：甲钴胺系血液、脊髓液中的辅酶维生素 B_{12} 及甲钴胺制剂，通过对甲基转换反应，促进核酸-蛋白-脂质代谢，增加 DNA、RNA 和髓鞘脂质卵磷脂的合成，有利于损伤神经组织的修复；改善神经组织的代谢，促进轴索及其蛋白质的合成，保持轴索的功能；抑制神经组织异常兴奋性的传导。

神经节苷脂（GM-1）：促进神经细胞的生成,轴突生长和突触生成；对损伤后的继发神经退化有保护作用——降低糖耗率；改善细胞膜酶的活性,减轻神经细胞水肿；选择性地对抗兴奋性氨基酸的活性；促进各种原因所致的中枢神经系统损伤的功能恢复。

其他促神经生长药物：如转化生长因子-β（TGF-β）、神经生长因子（NGF）、脑源性神经生长因子（BDNF）、神经营养因子-3（NT-3）和胶质源性神经生长因子（GDNF）等。

（7）自由基清除剂：超氧化物歧化酶（SOD）和 α-生育酚（维生素 E）等。脊髓损伤后膜的乳过氧化物酶（LPO）反应的最终产物丙二醛和游离脂肪酸释放显著升高,而超氧化歧化酶活性显著降低。超氧化歧化酶是超氧自由基的特异性清除酶,能明显减少自由基介导的脂质过氧化损伤,稳定溶酶体膜,从而对神经细胞起保护作用。

（8）酶类药物：蛋白溶解性酶、透明质酸酶、胰蛋白酶和弹性硬蛋白酶等。减轻脊髓损伤后的炎性和神经胶质反应,减少胶质瘢痕形成,为轴突再生创造条件,并使血管易长入损伤部。

（9）改善微循环药物：可改善损伤组织的微循环,减少缺血坏死,保存脊髓白质及部分灰质,促进神经功能恢复。如东莨菪碱、丹参注射液和红花注射液等。

（10）兴奋性氨基酸受体阻滞剂：兴奋性氨基酸受体的过度兴奋可引起大量 Ca^{2+} 内流,导致迟发性神经细胞损害和最终死亡。天门冬氨酸和谷氨酸可与这些受体结合,阻断兴奋性氨基酸的作用。非竞争性选择性 NMDA 受体拮抗剂 801 可使神经的病死率从 74% 降到 10%。更新型的 NMDA 受体拮抗剂——广谱兴奋性氨基酸拮抗剂——犬尿氨酸盐动物实验有效。Wahlestedt 利用分子生物学技术制造抗过敏性寡脱氧核苷酸类,直接抑制 NMDA 受体的蛋白质成分,使脑梗死的体积减小。

3.高压氧治疗

脊髓损伤最重要的发病机制是微血管阻塞缺血或出血造成脊髓缺氧或水肿,甚至引起脊髓轴索断裂、分层和广泛的溃散。高压氧可提高脊髓的血氧含量和血氧分压,0.1 MPa 空气下脊髓氧分压为 2.0～3.9 kPa（15～30 mmHg）；在 0.3 MPa 氧下,脊髓氧分压提高到 58.5～72.8 kPa（450～560 mmHg）,是常压下的 3～4 倍,同时氧在组织中的弥散半径也从常压下的 30 μm 增加到 100 μm,从而给脊髓组织提供了充足的氧气,增加了脊神经有氧代谢,使受损脊髓细胞的功能得以恢复。高压氧还可使血管收缩,减轻脊髓水肿,保护可逆性损伤的神经组织,有助于神经功能的恢复。

4.脊椎减压固定和脊髓减压脊髓保护

(1)保守疗法:对于完全瘫痪而脊椎不稳定性较小的,可采用头颅牵引、反张位复位法复位,整复脱位后,使用支具固定到骨愈合为止。

(2)手术疗法:脊髓损伤后手术目的,第一位的就是脊髓减压。减压主要有如下方面:①损伤的脊椎复位,复位脱位的脊椎;②从前方或后方去除椎管内骨片、椎间盘组织和血肿;③减压后,行脊椎重建固定术。

手术通常在受伤后24小时以上进行。对不全瘫痪病例,其骨折和脊髓损伤适合手术治疗。而对完全瘫痪例,术后瘫痪改善程度较小,手术的目的主要是改善脊椎的不稳定性,复位后固定。少数情况下,瘫痪水平迅速上升,短期内造成脊髓损害障碍扩大,应急诊行椎弓切除脊髓减压术,并同时应用固定。

5.并发症的预防和早期康复

(1)压疮:预防办法是定时体位变换,每天1次以上的皮肤擦拭,保持干燥,改善低蛋白血症。

对于压疮的治疗可用理疗法(空气浴,日光浴),防止感染加剧。对于大而深的压疮采用手术疗法(在骨隆起部位切除压疮部软组织,可用皮瓣或肌皮瓣覆盖关闭切口)。

(2)感染症:预防呼吸道感染,首先是加强体位引流,严格按照呼吸道管理方案对患者进行呼吸道管理;第二是呼吸训练,帮助并指导患者进行膈肌训练及呼吸肌训练,维持胸廓的活动度;第三是早期手术,早期抬高床头,早期下床(轮椅活动),同时进行呼吸训练,这些都是降低呼吸道感染,从而降低患者病死率的重要因素。

预防尿路感染,脊髓损伤后发生尿闭应该导尿,间歇导尿可明显降低脊髓损伤患者的泌尿系统感染率已经成为国际上的共识,采用方法包括无菌间歇导尿、清洁间歇导尿、定期更换尿管、耻骨上膀胱造瘘、反射排尿、压腹排尿、骶髓电刺激、人工括约肌、膀胱再造、肉毒素注射等。采用何种方式取决于病情、患者意愿、生活环境、经济情况。

一旦发生尿路或呼吸道感染,应及时采用敏感抗生素控制感染。

(3)关节挛缩:好发部位有肩关节(内收内旋位挛缩)、股关节、足关节(尖足变形)、手指(拇指内收屈曲挛缩)、足趾(屈曲位挛缩)。预防:各个关节在活动范围内每天被动活动,安静状况下保持中立位。重度挛缩开始可用关节活动度训练,理疗,康复锻炼(被动活动、主动辅助活动、徒手矫正、伸张运动)。

（4）深静脉血栓合并肺栓塞：发生高峰为伤后 30 天左右，多数学者认为未使用低分子肝素前的发生率在 20％～30％之间。较老的女性、四肢麻痹的男性、肥胖、癌症的患者 DVT 的发生率较高。早期使用低分子肝素、下肢气压助动泵可有效减少深静脉血栓的发生，且两种方法疗效相当。

（5）低钠血症：脊柱脊髓损伤患者低钠血症的发生率与患者脊髓损伤平面和程度有相关性。其原因与过量水负荷、脊髓损伤后肾脏排水保钠能力下降等因素有关。

治疗原则以积极预防为主，一旦发生低钠血症，应予补充钠盐并适度限水。必须注意急性重度低钠血症致脑水肿的可能。一旦出现神经精神症状，要尽快静脉滴注高渗盐水及脱水和严格限水治疗。

脊柱脊髓损伤患者低钠血症的一般预后良好，但如果忽视急性重度低钠血症致脑水肿的可能，治疗不及时可导致患者呼吸衰竭、昏迷甚至死亡。

（6）早期康复：主要目标是预防并发症，维持强化残存肌力。①预防并发症：参照压疮和关节挛缩并发症的预防。②残存肌力的维持和强化。③运动疗法：评价肌力。徒手肌力 2 级的可通过辅助自主活动，徒手肌力 3 级以上的开始自主活动，以后可行对抗运动。④理疗：电疗，特殊的低频波疗法也有效。⑤肺理疗：强化残存的呼吸功能，辅助咳痰或体位性排痰。

（二）慢性期治疗

1.麻痹性脊柱侧凸

小儿期发生的脊髓损伤，成年以后会发生进行性的脊柱侧凸。需要支撑才能步行或坐位，骨盆高度倾斜，侧弯凸侧坐骨部压疮形成。轻度非进行性的麻痹性脊柱侧凸，不需要积极治疗，应长期随诊观察；如侧凸曲度超过 20°（Cobb 法），并有加重趋势，则应予以脊柱矫形支具治疗；如果脊柱侧凸曲度过大，并有进行性加重趋势，则应考虑手术治疗。支具和手术的目的是矫正脊柱畸形，控制畸形发展，从而使患者不用双上肢支撑就能保持躯干直立，躯干活动不感到疲劳。治疗应有明确目的，即能解决什么问题，能达到什么功能恢复，如术后患者恢复坐、站、扶拐行走、坐轮椅活动等。切忌脱离患者的具体情况进行无用的过分治疗或治疗不足。

2.迟发性脊髓障碍

造成的主要原因是迟发性脊柱变形、外伤性脊髓空洞。迟发性脊柱变形采用脊髓减压、脊柱变形矫正术，外伤性脊髓空洞症行空洞硬膜下腔交通术，空洞腹腔交通术，脊髓大网膜移植术。

3.慢性期并发症的处置、管理

(1)尿路管理:核上型、核下型膀胱都要行排尿训练。除了排尿训练之外,可辅助自己排尿,药物疗法,经尿道括约肌切除术(TUR)。尿路并发症中的问题,细菌感染采用高压排尿法。

(2)异位性骨化:好发于麻痹区域关节周边(膝,股,肘)。受伤 3 个月前后局部肿胀、发红伴活动受限,多是发生了异位骨化。发生病理不明,挛缩的关节外伤,过度活动度的获得性训练为诱因。治疗法,骨化初期中止关节活动度训练,药物疗法,增大停止后的骨化块行切除术。

(3)痉挛:高位脊髓损伤,下位脊髓前角细胞活动亢进,是导致关节挛缩、压疮、尿路结石、便秘等并发症的诱发因素。预防和治疗法有去除诱因、药物疗法、伸张运动、电刺激、手术疗法(肌腱切断术,肌腱延长术,神经根切断术等)。

(4)其他:感觉缺失性疼痛(幻肢痛样),自主神经过紧张反射,体温调节障碍等。

4.慢性期康复

通过训练使全身状态改善,损伤脊椎稳定性增强。主要目标是保持坐位和立位,移动动作,ADL 动作,步行动作。实际进行时采用推起训练、起立训练、返寝训练、移动训练等基本的训练方法来强化训练躯体和四肢。

(1)体位及其体位变换:维持良肢位:在康复护理中,身体的正确姿势是极其重要的,正确的体位可防止或对抗痉挛姿势的出现,也叫良肢位。体位的变换有助于预防或减轻痉挛的出现或加重。可预防肌肉-骨骼的畸形。定时体位变换有助于并发症的预防,特别是压疮,及循环问题的出现。

当病情允许时应鼓励患者及早坐起或进入轮椅之前进行抬高床头训练,这样可预防多种并发症,尤其是直立性低血压。卧位至坐位的步骤:从抬高床头→半坐位→坐位→轮椅训练,抬高床头 30°,耐受 1.5 小时后可逐步抬高床头,每天抬高 5°逐步过渡到坐位,也可进行站床训练,能防止直立性低血压。

对颈椎损伤患者可采取腰围、腹带,下肢用弹力绷带或长筒袜,以预防直立性低血压,患者如出现不适可迅速降低床头,如患者坐在轮椅上,要立即将轮椅向后倾斜,待患者呼吸症状缓解后,缓慢将轮椅恢复原位。

患者进行体位变换后密切观察有无低血压症状:头晕、面色苍白、虚弱、视力模糊等。

(2)被动运动:麻痹肢体的被动运动,可以促进血液循环,保持关节和软组织的最大范围。在患者受伤入院的第一天就要开始进行这种训练。要每天进行两

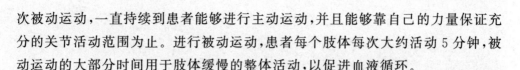

次被动运动,一直持续到患者能够进行主动运动,并且能够靠自己的力量保证充分的关节活动范围为止。进行被动运动,患者每个肢体每次大约活动 5 分钟,被动运动的大部分时间用于肢体缓慢的整体活动,以促进血液循环。

另外,每个始于近端而在远端负重的关节,包括掌、跖的关节,都要进行数次全范围的活动,并要以适当的活动形式防止出现肌肉短缩。关节被动运动操作要缓慢、轻柔,并有节奏地进行,以避免损伤既无感觉又未受保护的关节和其他麻痹的组织结构。被动运动时,还一定要考虑到患者的既往病史和年龄因素的限制。

(3)除了这些基本动作以外,还有车椅子训练,步行训练,ADL 训练(吃饭、洗脸、更衣、入浴)。

九、预防与康复

脊髓损伤的预防胜于治疗,包括预防脊髓损伤的发生、预防脊髓损伤的加重及预防脊髓损伤并发症的发生。

伤前预防脊髓损伤的发生,把握发生时机,开发改良防备工具,整治竞技场和练习场,检查练习法和练习时间(回避疲劳时段),训练肌力、持久力、机敏性,增强运动能力。

伤后预防脊髓损伤的加重,外伤后脊髓损伤程度加重的原因,多数是由于不恰当的初期搬动和运送所致,脊椎损伤合并脊髓损伤者,大多数脊柱稳定性受到破坏,如果现场急救搬运或运送不当,影响到脊柱的稳定性,则有可能加重脊髓损伤程度,使不完全性脊髓损伤加重甚至成为完全性脊髓损伤。伤后预防的主要措施:脊柱脊髓损伤患者能及时得到急救组织的救助;组织受过急救训练的人员进行急救,正确进行脊柱脊髓损伤患者的搬运或运送;及时送达具有脊柱脊髓损伤治疗经验的医院进行及时的治疗。

预防脊髓损伤的并发症,脊髓损伤的并发症是其死亡的主要原因,常见并发症包括呼吸道感染、肺栓塞、压疮及感染、低钠血症、直立性低血压、窦性心动过缓、自主神经过反射、泌尿系统感染、膀胱结石、肾积水、肾衰竭、瘫肢痉挛、截瘫神经痛、异位骨化、抑郁症等。清楚地认识这些问题,及时有效采取相应的预防措施,能预防或减少这些并发症出现的概率和严重性,从而降低脊髓损伤患者的病死率。

参 考 文 献

[1] 刘建宇,李明.骨科疾病诊疗与康复[M].北京:科学出版社,2021.

[2] 张建.新编骨科疾病手术学[M].开封:河南大学出版社,2021.

[3] 邹天南.临床骨科诊疗进展[M].天津:天津科学技术出版社,2020.

[4] 王文革.现代骨科诊疗学[M].济南:山东大学出版社,2021.

[5] 刘洪亮,朱以海,贾先超.现代骨科诊疗学[M].长春:吉林科学技术出版社,2020.

[6] 孟涛.临床骨科诊疗学[M].天津:天津科学技术出版社,2020.

[7] 王振兴,韩宝贵,金建超,等.骨科临床常见疾病诊断与手术[M].哈尔滨:黑龙江科学技术出版社,2021.

[8] 张宝峰,孙晓娜,胡敬暖.骨科常见疾病治疗与康复手册[M].北京:中国纺织出版社,2021.

[9] 孙磊.实用创伤骨科诊疗进展[M].长春:吉林科学技术出版社,2020.

[10] 闫文千.实用临床骨科诊疗学[M].天津:天津科学技术出版社,2020.

[11] 张应鹏.现代骨科诊疗与运动康复[M].长春:吉林科学技术出版社,2020.

[12] 侯斌.骨科基础诊疗精要[M].长春:吉林科学技术出版社,2020.

[13] 张鹏军.骨科疾病诊疗实践[M].北京:科学技术文献出版社,2020.

[14] 容可,李小六.骨科常见疾病康复评定与治疗手册[M].郑州:河南科学技术出版社,2021.

[15] 葛磊.临床骨科疾病诊疗[M].北京:科学技术文献出版社,2020.

[16] 户红卿.骨科疾病临床诊疗学[M].昆明:云南科技出版社,2020.

[17] 王勇.临床骨科疾病诊疗研究[M].长春:吉林科学技术出版社,2020.

[18] 管人平.骨科常见病诊疗手册[M].天津:天津科学技术出版社,2020.

[19] 朱定川.实用临床骨科疾病诊疗学[M].沈阳:沈阳出版社,2020.

[20] 王磊升,张洪鑫,李瑞,等.骨科疾病临床诊疗技术与康复[M].长春:吉林科

学技术出版社,2020.

[21] 贺西京,朱悦.运动系统与疾病[M].北京:人民卫生出版社,2021.

[22] 程斌.现代创伤骨科临床诊疗学[M].北京:金盾出版社,2020.

[23] 王建航.实用创伤骨科基础与临床诊疗[M].天津:天津科技翻译出版有限公司,2021.

[24] 何耀华,王蕾.实用肩关节镜手术技巧[M].北京:科学出版社,2021.

[25] 陈世杰.脊柱外科与骨科疾病诊疗指南[M].昆明:云南科技出版社,2020.

[26] 孟凡龙.骨科疾病诊疗要点[M].长春:吉林科学技术出版社,2022.

[27] 全允辉.临床骨科疾病诊断与实践应用[M].南昌:江西科学技术出版社,2020.

[28] 杨庆渤.现代骨科基础与临床[M].北京:科学技术文献出版社,2020.

[29] 张钦明.临床骨科诊治实践[M].沈阳:沈阳出版社,2020.

[30] 廖瑛.骨科围术期快速康复之运动治疗技术[M].天津:天津科学技术出版社,2020.

[31] 王海军.临床骨科诊治基础与技巧[M].天津:天津科学技术出版社,2020.

[32] 谢显彪,涂剑,林调,等.骨科疾病诊治精要与微创技术[M].北京:科学技术文献出版社,2020.

[33] 程省.实用临床骨科诊断与治疗学[M].长春:吉林科学技术出版社,2020.

[34] 许志贤,何武兵,柯铁,等.微创钢板接骨术和交锁髓内钉内固定术治疗肱骨干骨折的疗效比较[J].创伤外科杂志,2022,24(3):192-197.

[35] 刘波,吴美潮,吴刚强,等.取髂骨植骨联合锁定钢板内固定治疗桡骨干骨折的疗效分析[J].中国骨与关节损伤杂志,2021,36(1):99-100.

[36] 仝晓博,郑永红,罗耀超.骨盆内置固定架技术治疗骨盆骨折的疗效及影响因素分析[J].创伤外科杂志,2022,24(6):45-463.

[37] 王维,谢程欣,周昊楠,等.可膨胀髓内钉与交锁髓内钉修复股骨干骨折的Meta分析[J].中国组织工程研究,2020,24(3):477-484.

[38] 王长昇,陈荣生,朱希田,等.混合现实技术导航联合椎间孔镜手术治疗腰椎间盘突出症应用研究[J].临床和实验医学杂志,2022,21(3):324-328.